W0060126

Christine ...
Pathau Sta...
685... ...
Tel.: 06204...823

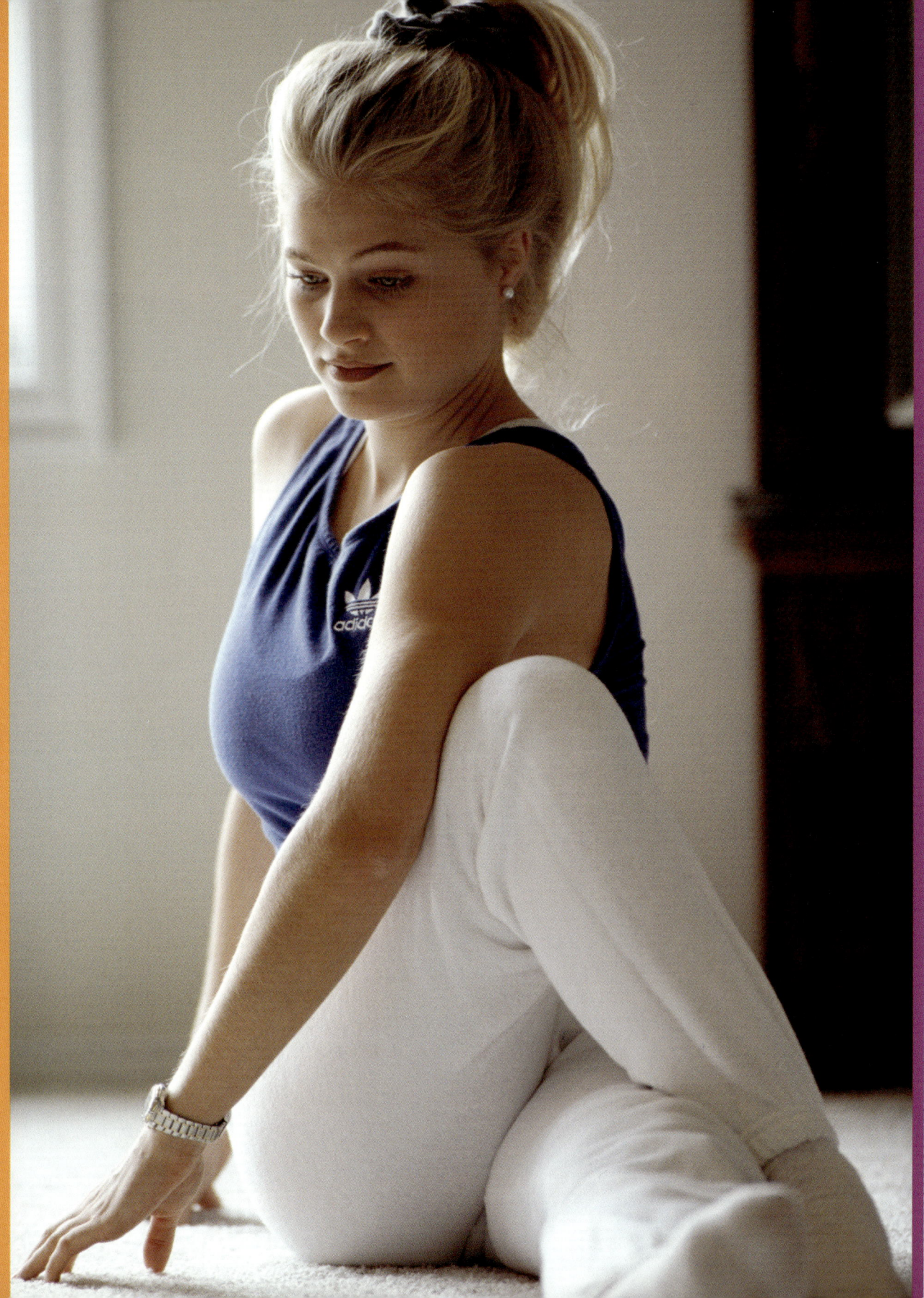

Birgit Kahle

Natürliche Hilfen bei Gelenkbeschwerden

Grünlippmuscheln

Vitamine und Vitalstoffe

Bewegung

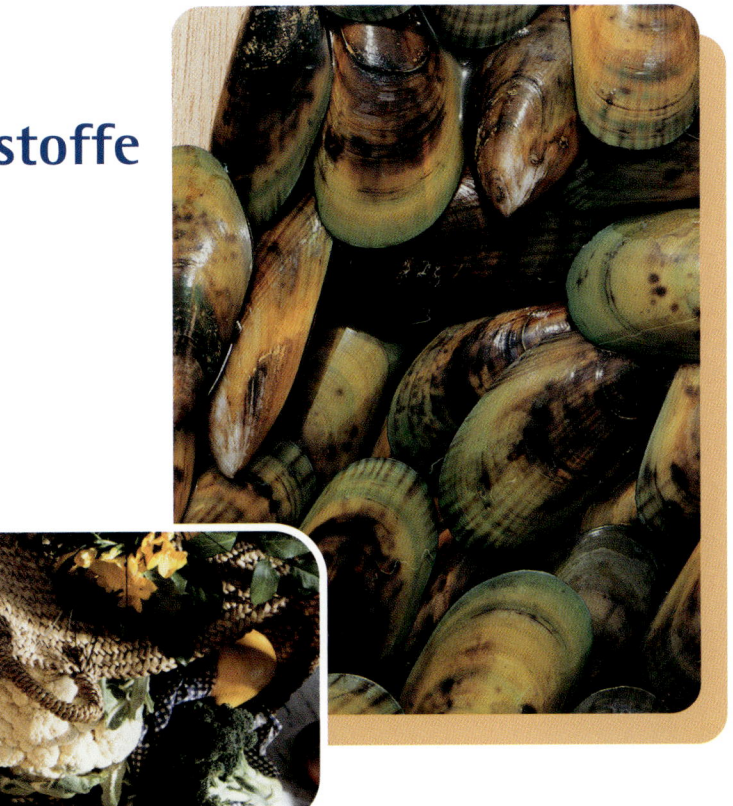

LEBENSBAUM VERLAG

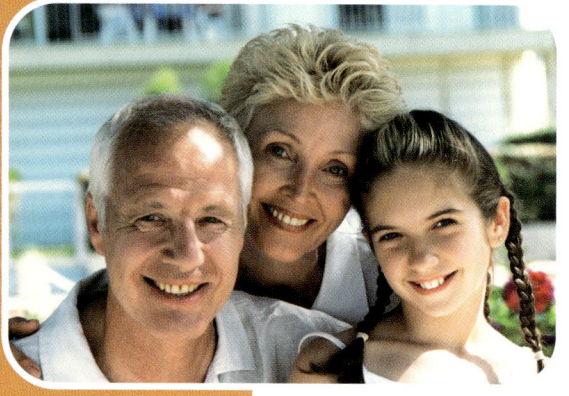

Die Deutsche Bibliothek – CIP-Einheitsaufnahme

Kahle, Birgit : Natürliche Hilfen bei Gelenkbeschwerden
Ein Titelsatz für diese Publikation ist bei der
Deutschen Bibliothek erhältlich.

3. Auflage, 2005
© LEBENSBAUM VERLAG in J. Kamphausen Verlag &
Distribution GmbH, Bielefeld

Bearbeitung: Jutta Oppermann, Bielefeld
Lektorat: Hans-Jürgen Zander, Bielefeld
Illustrationen: Wilfried Klei, Carola Powik, Franz Josef Wiewel,
Bielefeld
Fotos: siehe Abbildungsverzeichnis
Umschlaggestaltung und Innenlayout:
Matrix Typographie & Gestaltung,
Christina Modi / Maren Orlowski, Hamburg
Herstellung / Druck: Media-Print Informationstechnologie,
Paderborn

ISBN 3–928430–29–7

ÜBER DIE AUTORIN

Birgit Kahle (*1960) ist seit ihrem Studium als freie Journalistin und Autorin tätig. Zu den Schwerpunkten ihrer Veröffentlichungen zählen ernährungs- und gesundheitsbezogene Themen. Birgit Kahle ist Autorin einer Reihe von Fachbüchern. Sie lebt und arbeitet in Bielefeld.

HINWEIS FÜR DIE LESER

Die Autorin hat bei der Erstellung dieses Buches mit Sorgfalt recherchiert und nur seriöse Quellen herangezogen und verglichen. Die Informationen stützen sich auf Fachliteratur, Studien und die Aussagen anerkannter Wissenschaftler. Dennoch können Verlag und Autorin keinerlei Haftung für etwaige Schäden übernehmen, die sich aus der praktischen Umsetzung der in diesem Buch vorgestellten Anwendungen und Übungen ergeben.

Jeder Leser sollte daher in eigener Verantwortung entscheiden, wie er mit den Informationen dieses Buches umgeht. Nehmen Sie die Warnungen im Text nicht auf die leichte Schulter und versuchen Sie auf keinen Fall, ernsthafte Erkrankungen selbst zu behandeln. Lediglich auf der Grundlage einer genauen Diagnose – die nur ein erfahrener Arzt oder Heilpraktiker stellen kann – können Beschwerden erfolgreich therapiert werden.

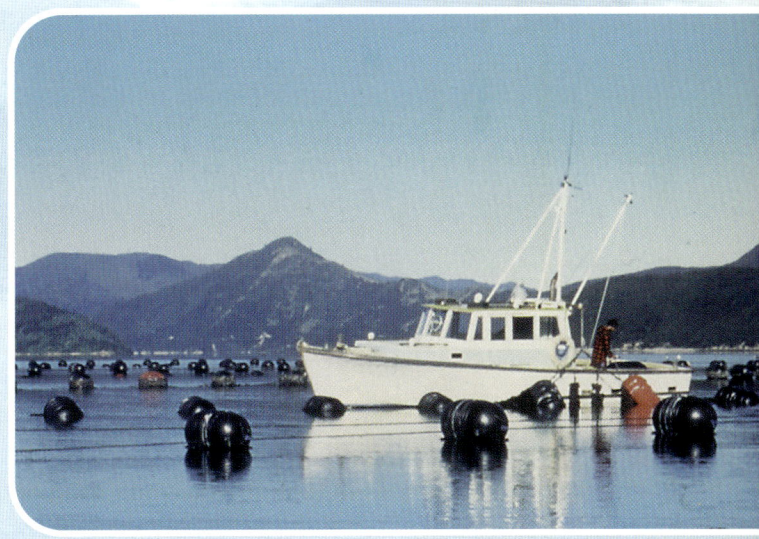

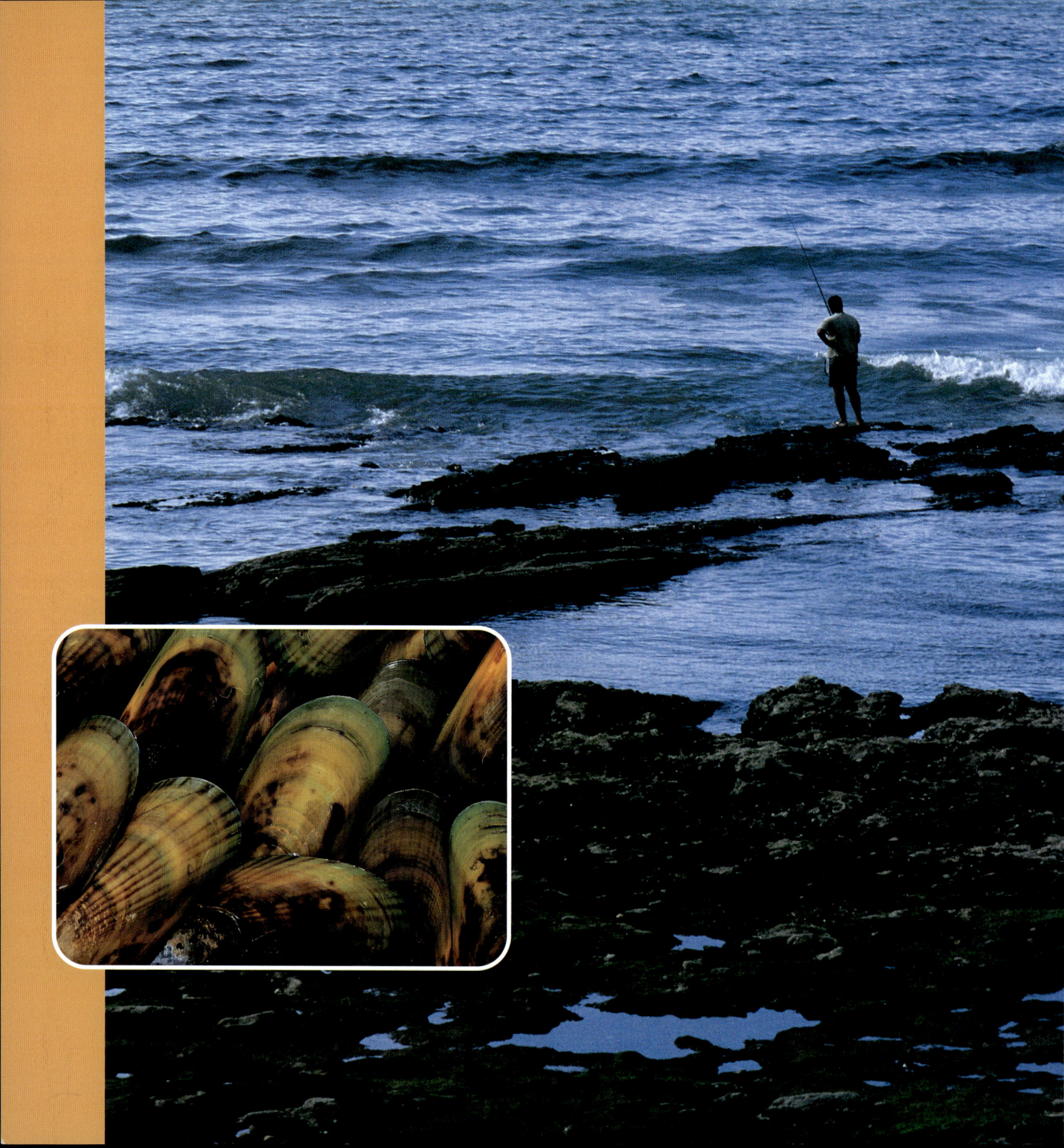

Inhalt

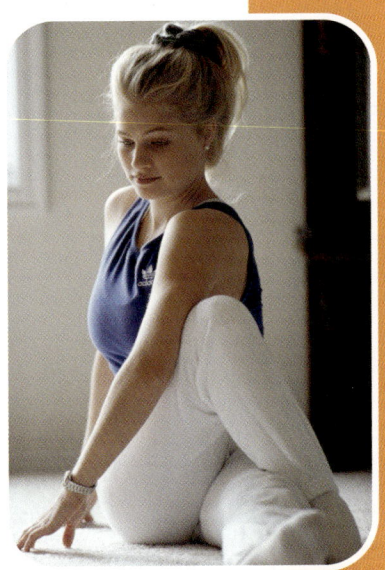

2 GELENKERKRANKUNGEN HABEN VIELE GESICHTER   27

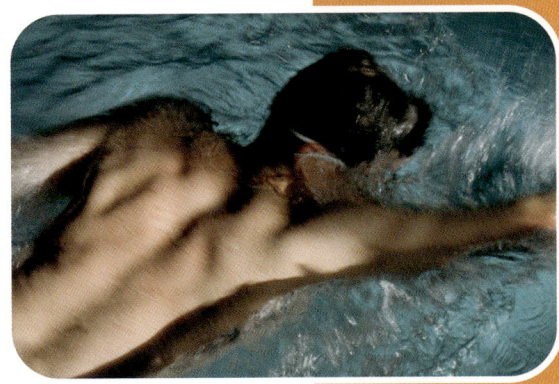

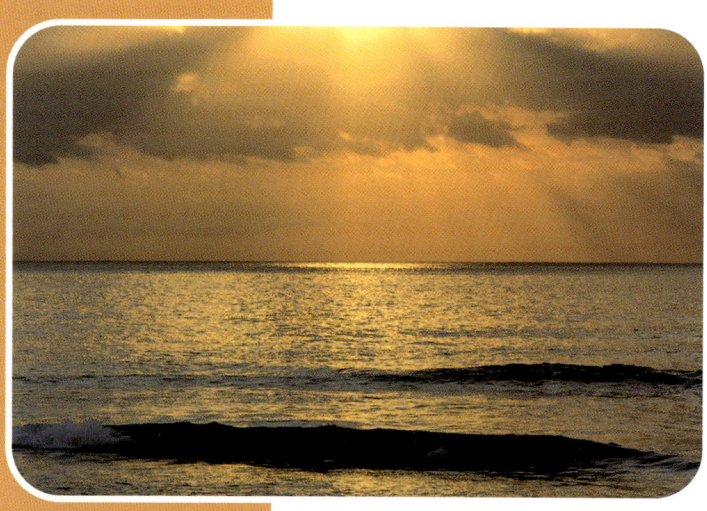

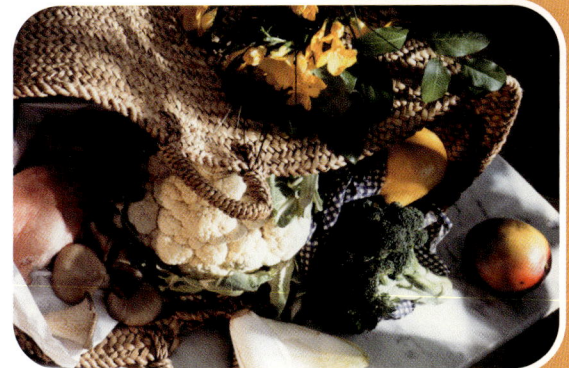

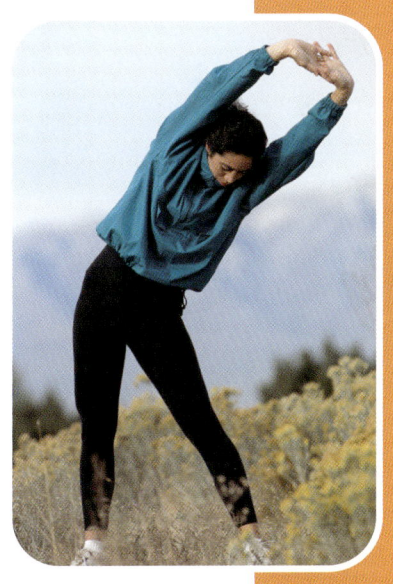

Vorwort

Nährstoffe aus dem Ozean

… werden für die Menschheit in Zukunft einen immer größeren Stellenwert bekommen – zum einen als bislang vernachlässigte Nahrungsquelle für die ständig wachsende Erdbevölkerung, zum anderen als Ressourcen zur Entwicklung neuer Gesundheitsprodukte. Vielleicht wird man sich dann erinnern, dass eines der ersten Nahrungsmittel und Gesundheitsprodukte aus einer unscheinbaren neuseeländischen Muschel gewonnen wurde: aus der Grünlippmuschel Perna canaliculus.

Über Jahrhunderte waren Grünlippmuscheln eine bevorzugte Nahrungsquelle der neuseeländischen Ureinwohner, bei den Gelenkerkrankungen so gut wie unbekannt waren. In mehr als 20 Jahren Forschungstätigkeit konnte belegt werden, dass eine der wesentlichen Ursachen für diese »Immunität« ihr hoher Konsum an Grünlippmuscheln war. Die Inhaltsstoffanalyse dieser Muscheln belegte eine eindrucksvolle Dichte an nützlichen Biowirkstoffen, die für die Gesunderhaltung der menschlichen Gelenke von elementarer Bedeutung sind.

Seinen Körper kennen – und ihn unterstützen!

Als Mediziner und Sportwissenschaftler bin ich der festen Überzeugung, dass jeder, der mit Gelenkproblemen zu kämpfen hat – und dazu zählen immerhin zwei Drittel unserer Bevölkerung –, zuallererst auf das erforderliche Maß an Bewegung sowie auf eine optimale Nährstoffversorgung achten sollte. Es liegt doch sehr nahe, dem Gelenk die Nährstoffe zuzuführen, die ihm fehlen, anstatt anschließend die aus einem Mangel resultierenden Krankheitsanzeichen zu behandeln.

Zahlreiche Studien belegen: Mit den Konzentraten der neuseeländischen Grünlippmuscheln wird die Ernährung so aufgewertet, dass dem Bindegewebe, den

Knochen, dem Knorpel und den Gelenken gezielt die Stoffe zugeführt werden, die diese als Hilfe zur Selbsthilfe für eine dauerhafte Gesundheit benötigen. Zwar kann die Zusatznahrung aus dem Meer Haltungs- und Gelenkschäden nicht mehr weg-zaubern, mit ihren wertvollen Aufbaustoffen schafft sie jedoch die Voraussetzun-gen für die Vitalität der Gelenke und sichert deren Beweglichkeit auf lange Sicht. Grünlippmuscheln eignen sich so zur Vorbeugung von abnutzungsbedingten Ge-lenkveränderungen.

Helfen Sie Ihrem Körper also, sich selbst zu helfen – mit einer bewussten Lebens-weise, viel Bewegung und vielseitiger Ernährung. Denn eines ist sicher: Nur ein richtig ernährtes Gelenk kann ein Leben lang beweglich bleiben.

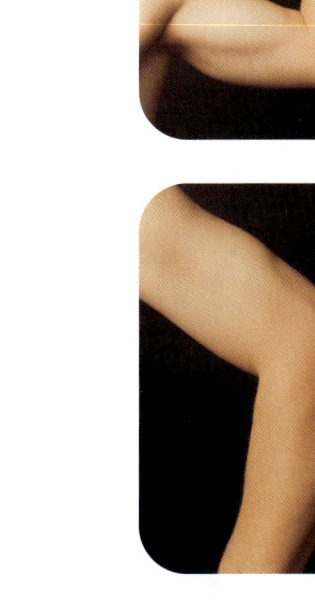

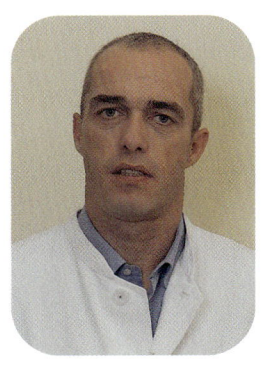

Durch dieses Buch begleitet Sie:
Dr. med. Frank Rumler
Facharzt für Orthopädie, Rheumatologie,
Hamburg

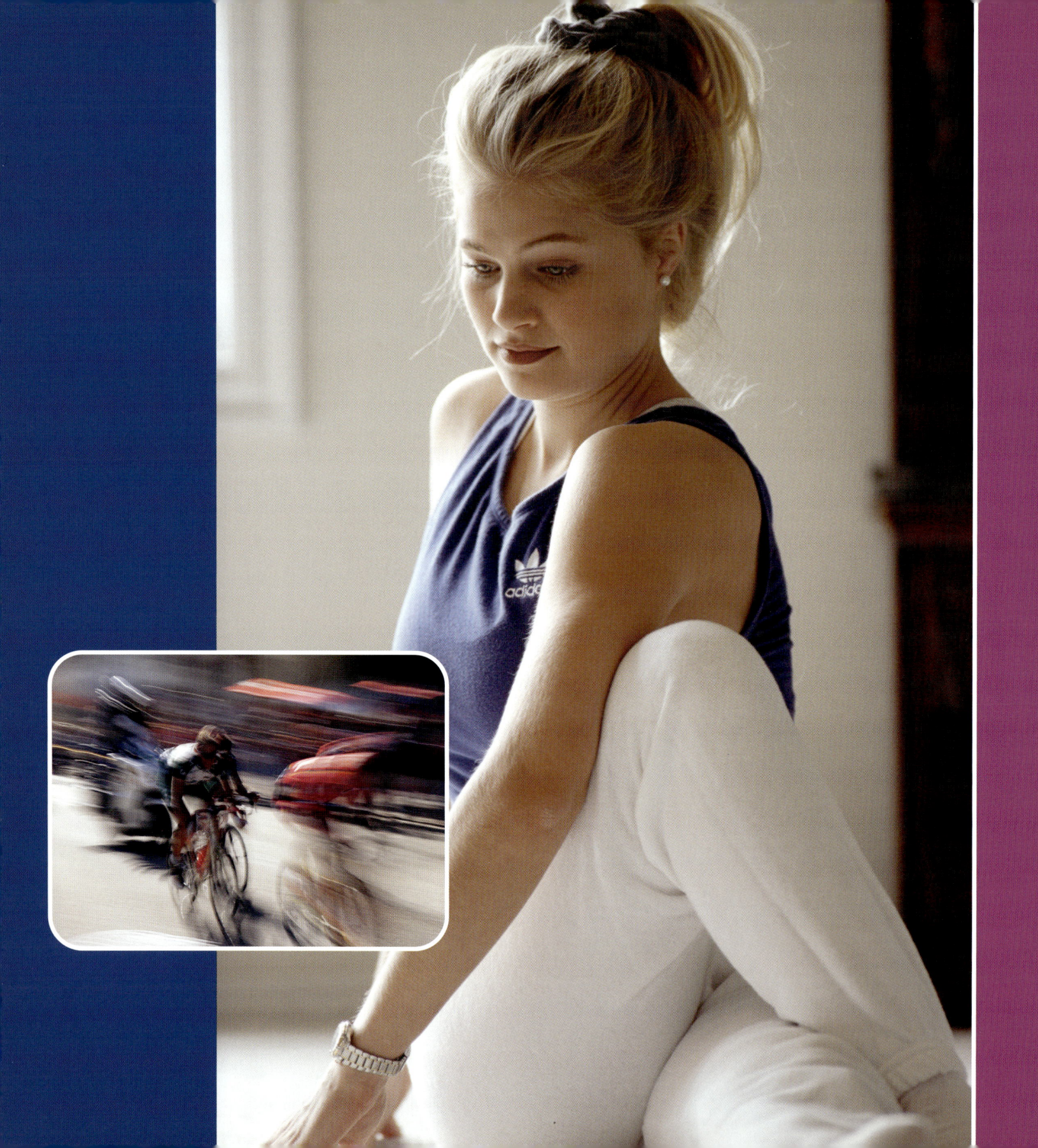

Gelenke –
Meisterwerke
der Feinmechanik

» Jeder Mensch hat 143 Gelenke in seinem Körper, die als Stoßdämpfer, Hebel oder Scharnier arbeiten – im Idealfall ein ganzes Leben lang. Beweglichkeit und Aktivität bis ins hohe Alter bleiben allerdings nur erhalten, wenn wir unsere Gelenke, diese Meisterwerke der Feinmechanik, pfleglich behandeln.

GELENKE – MEISTERWERKE DER FEINMECHANIK

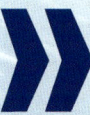

Immer in Bewegung –
hoffentlich ein Leben lang

Ein Leben lang arbeiten wir daraufhin, mehr Freizeit zu haben und sie ausgeglichen, bei bester Gesundheit und möglichst in Wohlstand verbringen zu können. Allem Jugendkult zum Trotz freuen wir uns auf den Ruhestand – wohl jeder von uns wünscht sich, auch noch mit 70 beweglich und aktiv zu sein. Endlich all die Dinge tun können, die wir seit Jahren vernachlässigt haben: Reisen, Fahrradtouren machen und den Garten auf Vordermann bringen. Aber wie können wir eigentlich erwarten, dass unser Körper, der seit Jahrzehnten unter Bewegungsmangel leidet, der oft über Jahre in die »Schreibtischhaltung« gezwungen wurde oder schwere Lasten tragen musste, auch im Alter noch biegsam wie ein Schilfrohr ist?

Unsere 143 Gelenke sind es, die für unsere Beweglichkeit sorgen, als Stoßdämpfer, Hebel oder Scharnier täglich für uns arbeiten und dabei hochkomplexe Bewegungsabläufe koordinieren. Die Gelenke verrichten im Alltag, im Beruf oder bei sportlicher Aktivität permanent Schwerstarbeit und werden dabei häufig zu stark oder falsch belastet. Indes schenkt ihnen kaum jemand die Beachtung, die sie verdienen – es sei denn, die ersten Beschwerden sind im Anmarsch. Die Folgen für unsere Gesundheit und die Kosten für die Gesellschaft sind bekannt:

- Acht bis zehn Millionen Bundesbürger leiden nach Angaben der Deutschen Rheumaliga an schmerzhaften Gelenken, verursacht durch Knorpelschäden.
- Statistisch gesehen tritt Gelenkdegeneration bei 75 Prozent aller Menschen über 50 und bei 90 Prozent aller über 70 Jahre auf.
- Immer mehr junge Menschen sind von Gelenkerkrankungen betroffen – darunter 50 000 Kinder in Deutschland.
- Der volkswirtschaftliche Schaden infolge von Gelenkerkrankungen – durch Arbeitsausfälle, Krankengelder, Behandlungskosten und vorzeitige Verrentung – wird allein in Deutschland auf etwa 40 Milliarden Euro jährlich beziffert. Tendenz steigend.

Haut, Haare und Zähne werden intensiv gepflegt. Aber die Gelenke?

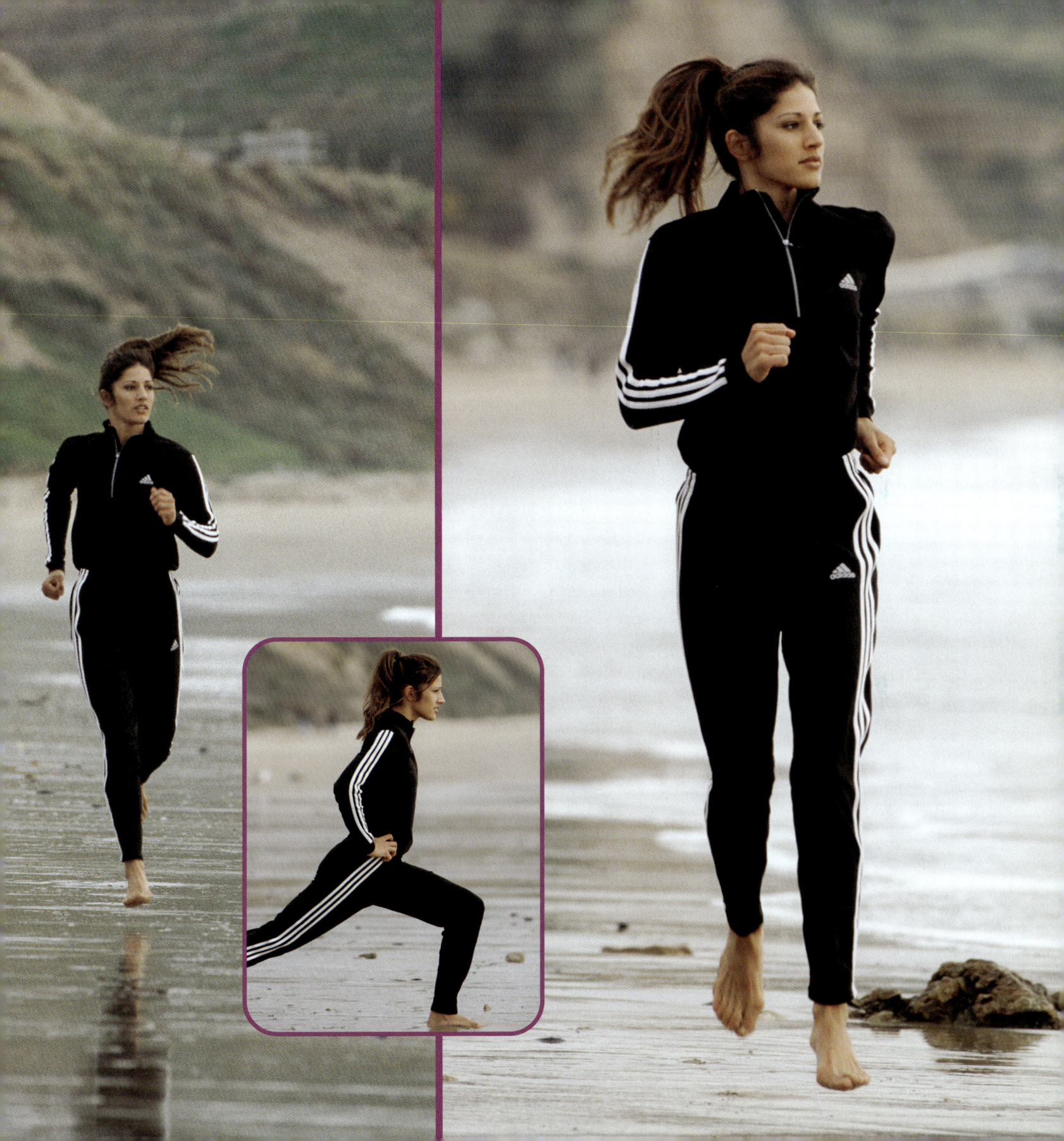

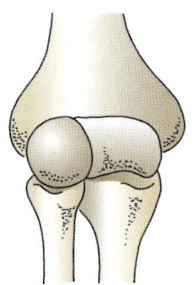

Scharniergelenk (Ellenbogen)

– Bewegung um eine Achse

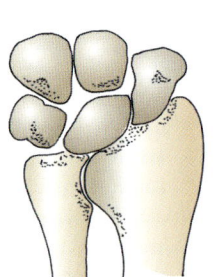

Eigelenk (Handgelenk) –

Bewegung um zwei Achsen

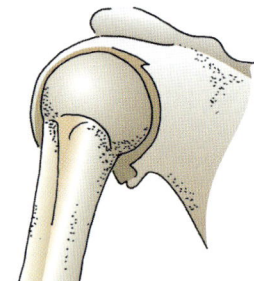

Kugelgelenk (Hüfte) –

Bewegung um drei Achsen

Gelenkerkrankungen sind keine Frage des Alters.

Paradoxerweise sind solche Zahlen auch die Folge eines höheren Lebensstandards und guter medizinischer Versorgung. Wurden Menschen früherer Epochen nur etwa 30 bis 35 Jahre alt (wie etwa im frühen Mittelalter), liegt die heutige Lebenserwartung in hochzivilisierten Gesellschaften bei Mitte 70. Unser Organismus hinkt der Geschwindigkeit der zivilisatorischen Entwicklung also gewissermaßen hinterher, da er (noch) nicht zwangsläufig darauf programmiert ist, ein biblisches Lebensalter zu erreichen. Dennoch können ein bewusster Lebensstil, das Wissen um die richtige Ernährung und die bestmögliche Pflege unseres Körpers dazu beitragen, auch im Alter noch schmerzfrei, fit und mobil zu sein.

Präzisionswerkzeuge für den täglichen Gebrauch

Präzisionswerkzeuge der Bewegung

Um zu verstehen, mit welch komplizierten und genau »gearbeiteten« Werkzeugen wir es hier zu tun haben, werfen wir zunächst einen kurzen Blick auf den Aufbau der Gelenke. Als Teil des Stütz- und Bewegungsapparates stellen Gelenke die beweglichen Verbindungen zwischen Knochen dar. Die Gelenke sind stets etwas breiter als die darüber oder darunter liegenden Knochen. Ihre Form und Stellung ist z. B. mittels Gelenkpfannen und Gelenkköpfen passgenau aufeinander abgestimmt – ein statisches Bravourstück.

Je nach »Einsatzort« ist ein Gelenk nur schwach beweglich wie die Halbgelenke zwischen Becken und Rückgrat oder stark beweglich wie das Schultergelenk. Stark bewegliche Gelenke sind naturgemäß einer größeren Abnutzung ausgesetzt. Je nach Funktion unterscheidet man folgende Gelenkformen:

- Kugelgelenke (z. B. Schulter oder Hüfte) ermöglichen die größtmögliche Bewegungsfreiheit um drei Achsen.
- Eigelenke (z. B. Hand) gestatten die Bewegung um zwei Achsen.
- Scharniergelenke (z. B. Knie und Ellenbogen) erlauben die Bewegung um eine Achse.

Für die Bewegung der Gelenke sorgen die Muskeln – ein Mensch besitzt mehr als 500 –, die sich zusammenziehen bzw. entspannen und so z. B. das Krümmen der

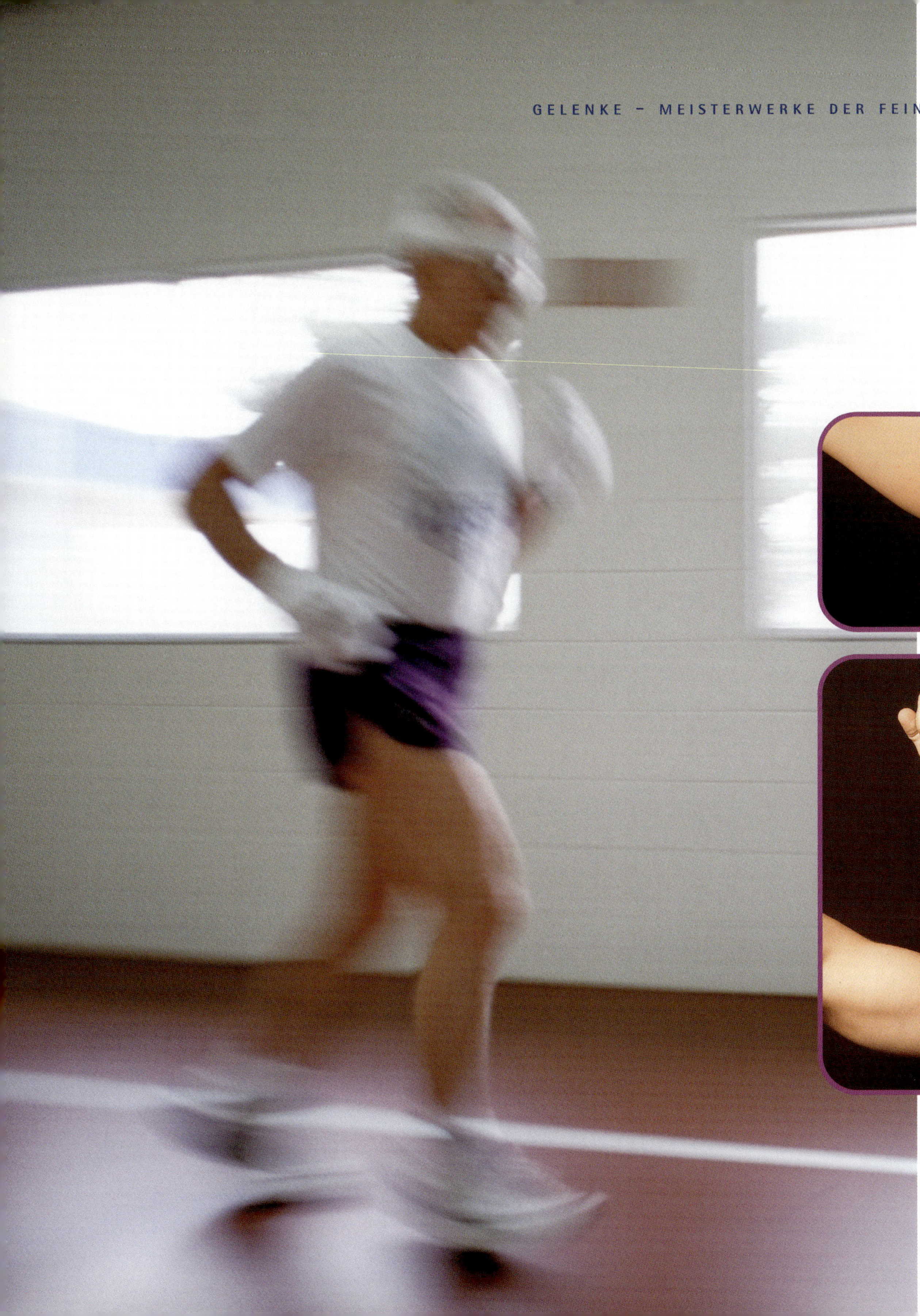

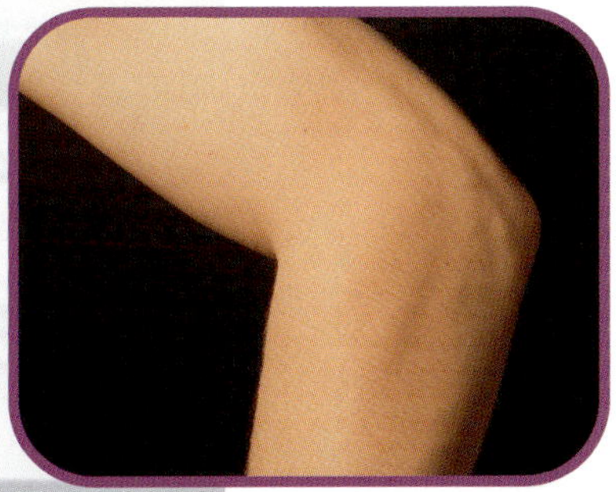

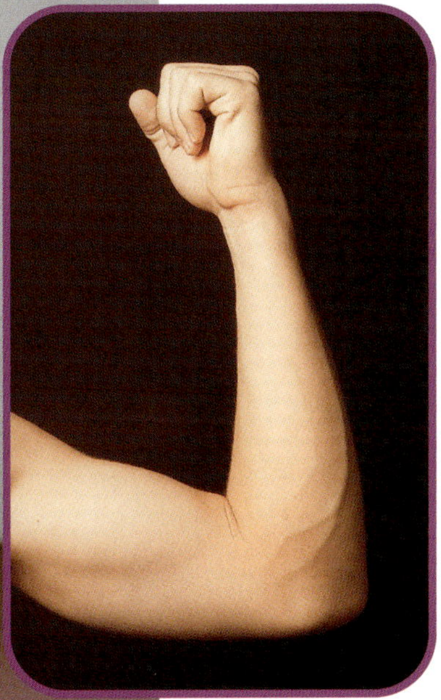

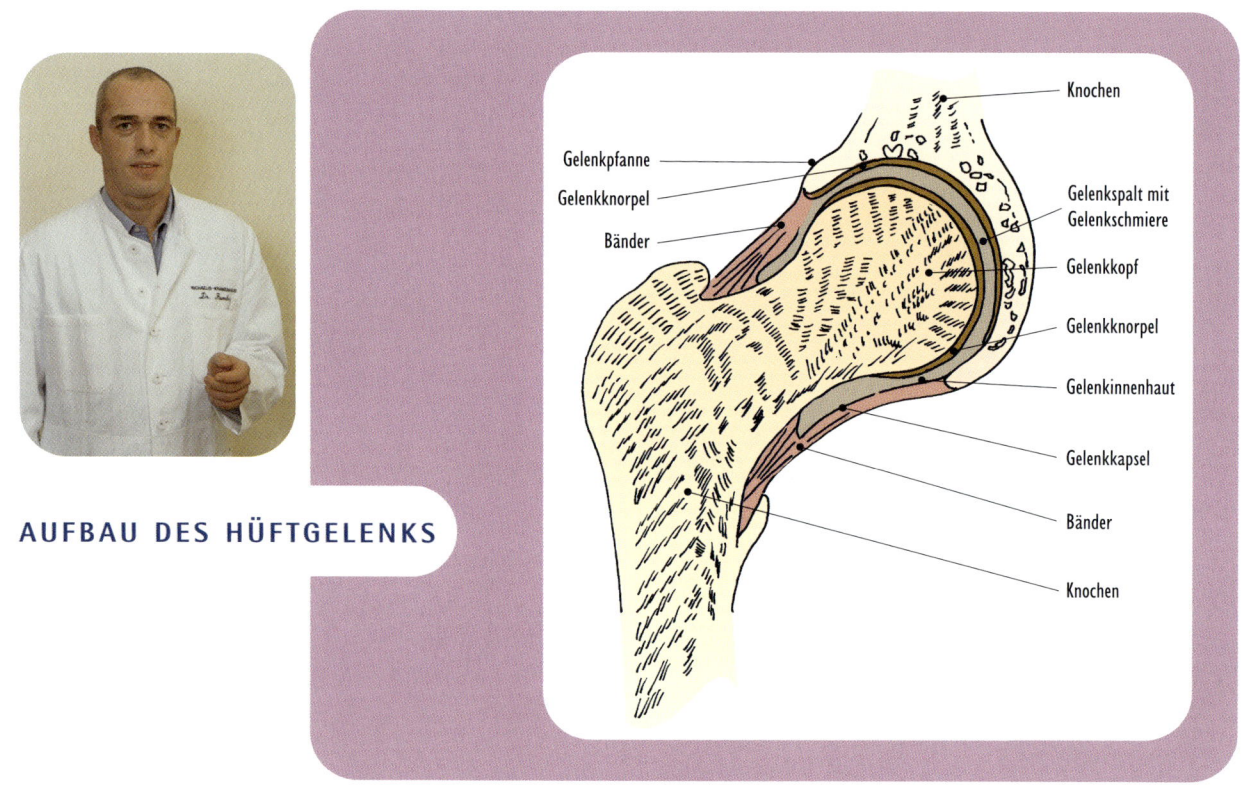

AUFBAU DES HÜFTGELENKS

Knochen

Gelenkpfanne

Gelenkknorpel

Bänder

Gelenkspalt mit
Gelenkschmiere

Gelenkkopf

Gelenkknorpel

Gelenkinnenhaut

Gelenkkapsel

Bänder

Knochen

Finger und das Beugen des Knies ermöglichen. Im Gegensatz zu den Muskeln können sich die unsere Gelenke umgebenden Bänder nicht zusammenziehen, und das ist auch gut so, dienen sie doch der Gelenkstabilität und -führung.

Ein gesundes Gelenk funktioniert wie ein Präzisionswerkzeug und ist in der Lage, zentnerschwere Kräfte zu tragen und auszutarieren. Eindrucksvolles Beispiel: Wer einen schweren Eimer am Griff trägt, mutet seinen Fingergelenken eine Druckbelastung zu, die 50-mal größer ist als der Druck eines LKW-Reifens!

Multitalent: Die Gelenkschmiere ist Hydraulik, Puffer, Schutzfilm und Knorpelnahrung zugleich.

Perfekte Teamarbeit von Knorpel und Gelenkschmiere

Um eine solche Schwerstarbeit täglich zu verrichten, braucht es Hilfsmittel. Betrachten wir dafür als Beispiel den Aufbau eines Hüftgelenks (siehe auch Abbil-

dung auf Seite 18): Gelenkkopf und -pfanne sind von einer dichten und spiegel-
glatten Knorpelschicht ummantelt. Nach außen hin ist das Gelenk durch die Gelenkkapsel geschützt. Die innere Haut dieser Kapsel, die Gelenkinnenhaut, produziert die Gelenkflüssigkeit, eine Art zähes »Schmieröl« im Gelenkspalt, das die
reibungslose Funktion des Gelenks gewährleistet und fortwährend erneuert wird.

Diese Gelenkschmiere ist für das Gelenk unverzichtbar, weil sie Gelenkkopf
und -pfanne puffert und schützt, dem Knorpelgewebe sämtliche Nährstoffe liefert
(Mineralien, Eiweiße, Zucker etc.) und zugleich für den Abtransport von »Abfallstoffen« aus dem Gelenkspalt sorgt. Die Schmiere garantiert, dass die Knorpelflä-
chen leicht und ohne Reibung übereinander gleiten. Ist sie in ausreichendem Maße
vorhanden, dann ist das Knorpelgewebe gut versorgt und kann seine Stoßdämpferfunktion optimal ausüben. Nur so kann das Gelenk wie ein Hochleistungsmotor
laufen und vorübergehend Belastungen von mehreren Tonnen pro Quadratzenti-
meter aushalten: Es ist sozusagen perfekt geschmiert!

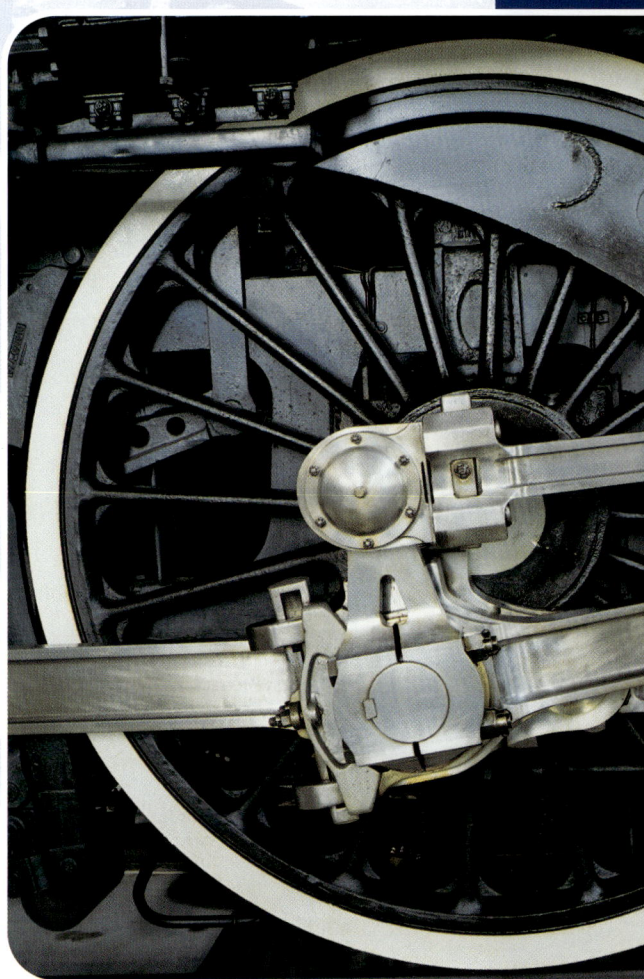

EXKURS Die Zusammensetzung der Gelenkschmiere –
Schlüssel zur Gesundheit unserer Gelenke

- Die Gelenkschmiere oder -flüssigkeit ist Teil unserer Gelenke.
- Sie ist ein klares, farbloses Sekret, für dessen zähflüssige Konsistenz in der
  Schmiere reichlich enthaltene Aminozucker (Glukosaminglykane, siehe
  die Seiten 60 ff.) wesentlich sind.
- Die Gelenkschmiere ist Puffer, Schutzfilm und Knorpelnahrung zugleich.
- Ist die Gelenkschmiere zu dünnflüssig – das ist der Fall, wenn ihr Glukosamin-
  glykane fehlen –, dann reiben die Knorpelenden aneinander, nutzen sich ab und
  verschwinden irgendwann völlig. Ein solcher Schaden ist nicht mehr rückgängig
  zu machen.
- Die Gelenkschmiere ernährt den Knorpel, der aus einem äußerst belastbaren
  Netz von Kollagenfasern und aus Eiweiß-Zucker-Verbindungen (aus Glukos-
  aminglykanen gebildete Proteoglykane) besteht.
- Mangelnde oder mangelhaft ernährte Gelenkschmiere bedeutet einen aktiven
  Angriff auf das Gelenk: Angegriffenes Knorpelgewebe bildet aggressive Stoffe

BIOCHEMISCHE BANDITEN
Freie Sauerstoffradikale sind
für Gewebealterung und –zerstörung
verantwortlich (siehe auch die
Seiten 106 ff.). Die aggressiven Moleküle
treten vermehrt bei Entzündungen
und z. B. bei durch Nährstoffmangel
oder Überbelastung verursachtem
»Stress im Gelenk« auf.

wie freie Sauerstoffradikale und Knorpel zersetzende Enzyme. Der Zerstörungsprozess des Gelenks nimmt seinen Lauf und kann zu Entzündungen bis hin zur
völligen Versteifung des Gelenks führen.

- Die Zusammensetzung unseres Blutes ist für die Qualität der Gelenkschmiere
von Bedeutung. Nur wenn stets ausreichend Nährstoffe über die Blutbahn zur
Verfügung gestellt werden, hat die Gelenkschmiere eine perfekte Konsistenz und
Widerstandskraft.

Gesunder Knorpel – gesundes Gelenk

In den Gelenken sind die Knochen mit einer dünnen Schicht aus Knorpel überzo-
gen, der dem Schutz des Knochens dient und die Reibung vermindert. Die Anforderungen an den Knorpel sind hoch: Er ist (z. B. im Kniegelenk) zeitweise höchsten Belastungen ausgesetzt und muss zudem ein ganzes Leben lang halten. Um
diesen extremen Ansprüchen gerecht zu werden, weist die Knorpelmasse eine ganz
spezielle Zusammensetzung auf: Sie besteht zu gut 70 Prozent aus Wasser, aus Zellen sowie aus Kollagenfäserchen und Eiweiß-Zucker-Verbindungen (Proteoglykane). Alle zusammen ergeben eine hochelastische Substanz, die Erschütterungen,
Druck und Reibung wie kaum eine andere ausgleicht.

GLUKOSAMINGLYKANE: WICHTIG
FÜR GESUNDE GELENKE
Proteoglykane – wesentliche Bausteine
des Gelenkknorpels und der Gelenkschmiere –
werden aus Glukosaminglykanen
gebildet. Diese Gelenkaufbaustoffe sind
verantwortlich für die Konsistenz und
Funktion der Gelenkschmiere sowie der
Gelenkknorpel und damit für die Gesundheit des gesamten Gelenks. Mehr über die
als optimale Gelenknahrung dienenden
Glukosaminglykane und deren Grundstoffe
erfahren Sie auf den Seiten 60 ff.

Ein von gesunder Knorpelmasse geschütztes Gelenk ohne Fehlstellungen, Verletzungen oder Überbelastung kann im Prinzip ein Leben lang störungsfrei funktionieren. Voraussetzung dafür ist allerdings, dass der empfindliche Stoffwechsel des
Knorpelgewebes nicht gestört wird. Die Realität sieht jedoch anders aus: Bekannt-
lich gibt es kein Leben ohne Störfaktoren. Einseitige Ernährung, Überlastung oder
Krankheit führen bei fast jedem Menschen im Laufe seines Lebens unweigerlich zu
übermäßigem Verlust an Knorpelsubstanz – und genau hier beginnt der »Verschleiß«.

Einerseits spielen dabei freie Radikale eine Rolle. Sie treten bei Krankheit, Stress
oder Ernährungsmangel besonders in Aktion und schädigen die Gelenke auf breiter Front. Die Folgen: Die Zellen und ihre Strukturen arbeiten nicht mehr ord-
nungsgemäß, der Stoffwechsel gerät aus den Fugen und kommt seinen Aufgaben

WEGE ZUM GELENKSCHADEN

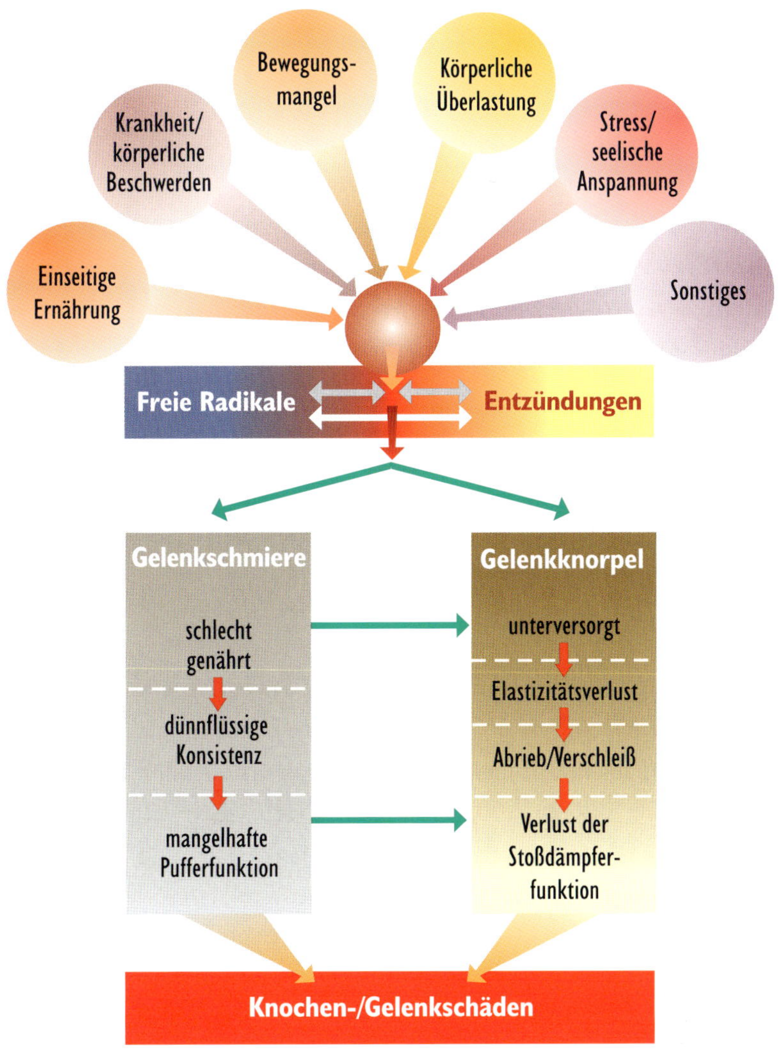

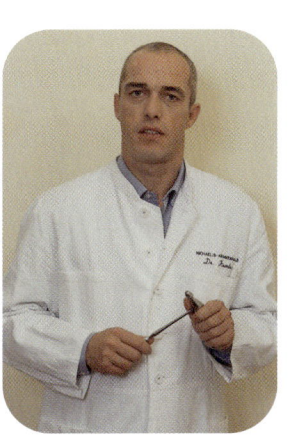

Krankheit/
körperliche
Beschwerden

Bewegungs-
mangel

Körperliche
Überlastung

Stress/
seelische
Anspannung

Einseitige
Ernährung

Sonstiges

Freie Radikale ⟷ Entzündungen

Gelenkschmiere

schlecht
genährt

dünnflüssige
Konsistenz

mangelhafte
Pufferfunktion

Gelenkknorpel

unterversorgt

Elastizitätsverlust

Abrieb/Verschleiß

Verlust der
Stoßdämpfer-
funktion

Knochen-/Gelenkschäden

nicht mehr genügend nach. Schädliche Stoffwechselschlacken werden dadurch nur unzureichend entsorgt, reichern sich also im Gewebe an. Andererseits ist in diesem Zusammenhang die Nährstoffversorgung von entscheidender Bedeutung. Denn: Wird die Gelenkschmiere schlecht ernährt,

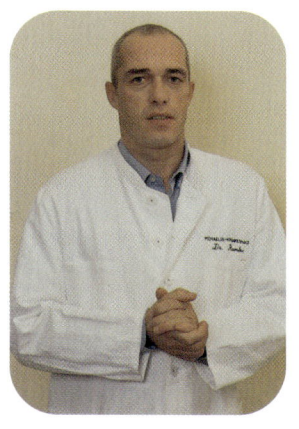

Pflegende Öle und Cremes helfen unserer Haut, geschmeidig zu bleiben. Ohne tägliche Pflege wird sie trocken und spröde. Ebenso ergeht es unseren Gelenken. Sie benötigen ein optimales Schmiermittel: die Gelenkflüssigkeit.

- … verliert sie ihre zähe Konsistenz und kann ihrer Aufgabe als Puffer für die Gelenkknorpel nicht mehr ausreichend nachkommen. Es beginnt eine Kettenreaktion: Der schlecht abgepufferte Knorpel »reibt« sich mehr und mehr auf, die Gelenkschleimhaut wird gereizt, und es kann zu Entzündungen kommen. Entzündliche Prozesse wiederum produzieren schädliche freie Radikale, verstärken den Nährstoffmangel noch mehr und tragen so zu einer weiteren Unterversorgung der Gelenkschmiere bei.

- … kann diese auch den Gelenkknorpel nicht ausreichend mit wertvollen Aufbaustoffen versorgen. Das führt zu Funktionsbeeinträchtigungen und schließlich dazu, dass die Entsorgung von Abfallstoffen nicht mehr richtig funktioniert. Diese Prozesse führen letztendlich dazu, dass der Knorpel aus »falschen« Baustoffen zusammengesetzt ist und den Qualitätsanforderungen nicht mehr genügt: Das »Material« verliert an Elastizität und trocknet nach und nach aus. Dadurch wird der Knorpel weniger belastbar und kann die wichtige Stoßdämpferfunktion für die unter ihm liegenden Knochen nicht mehr perfekt wahrnehmen.

Kommen jetzt noch Fehl- oder Überbelastungen hinzu, nutzt sich der Knorpel noch schneller und stärker ab.

Nährstoffe und Bewegung – das A und O

Die Nährstoffversorgung des Knorpels zu gewährleisten, ist also das A und O für gesunde Gelenke. Sie hängt aber nicht nur davon ab, wie man sich und damit den Knorpel ernährt, sondern auch davon, dass man Gelenk und Knorpel belastet. Denn: Ohne Bewegung darbt der Knorpel. Wäre das Knorpelgewebe ein Organ oder ganz »normales« Gewebe, dann würde es an unser Blutgefäß-System gekop-

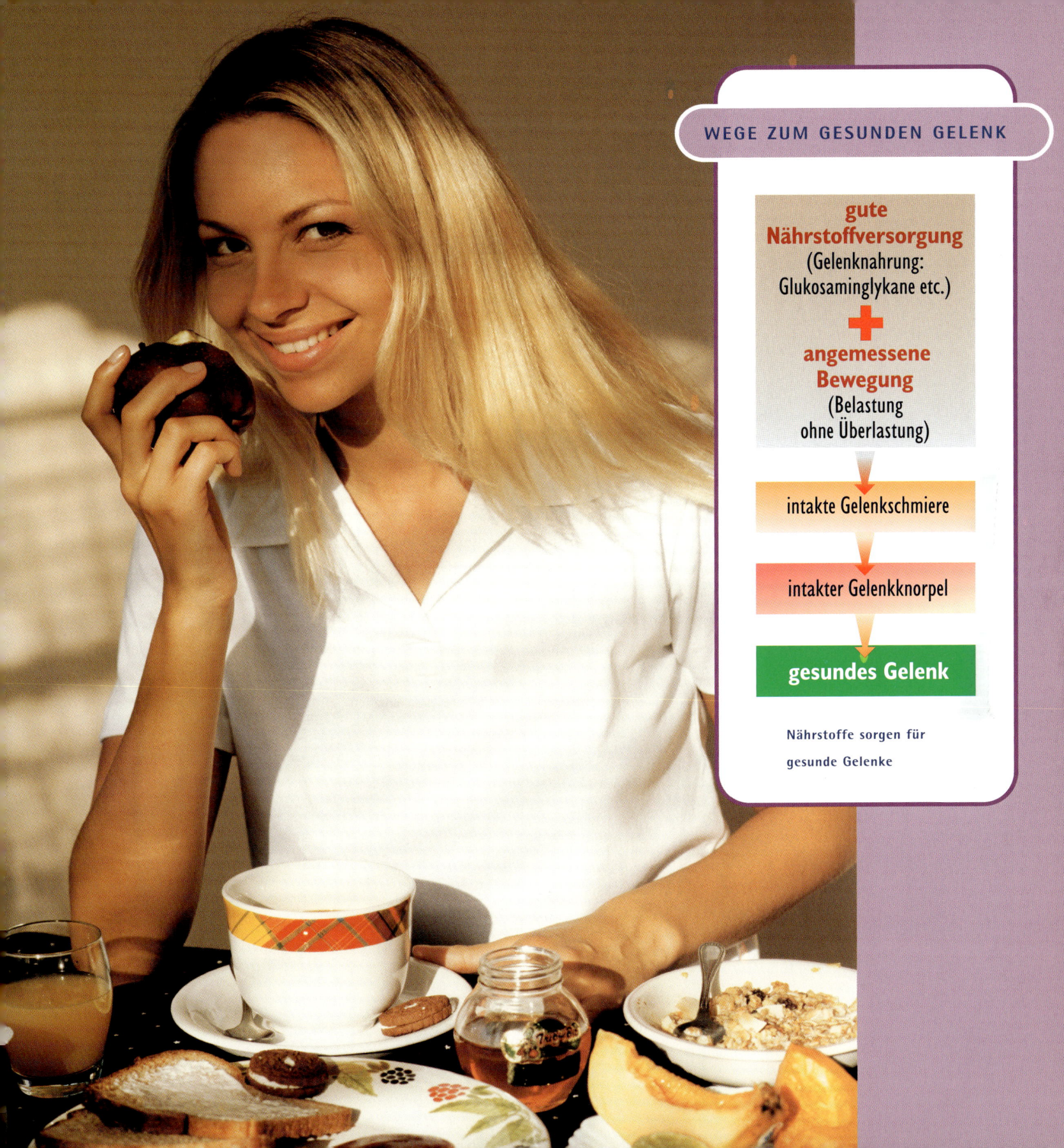

WEGE ZUM GESUNDEN GELENK

**gute
Nährstoffversorgung**
(Gelenknahrung:
Glukosaminglykane etc.)

+

**angemessene
Bewegung**
(Belastung
ohne Überlastung)

intakte Gelenkschmiere

intakter Gelenkknorpel

gesundes Gelenk

Nährstoffe sorgen für
gesunde Gelenke

pelt sein – ist es aber nicht. Und das hat einen einfachen Grund: Bei einem von Gefäßen durchzogenen Knorpel würden diese Blutbahnen bei jeder Gelenkbewegung gestaucht – ein gleichmäßiger Blutdurchfluss wäre so unmöglich. Daher wird das »hochsaugfähige« Knorpelgewebe über die Bewegungen des Gelenks versorgt: Die stark durchblutete Gelenkinnenhaut speist die Nährstoffe des Blutes zunächst in die Gelenkschmiere ein. Bei jeder Bewegung des Gelenks werden dann die in dieser Flüssigkeit enthaltenen Nährstoffe in das Knorpelgewebe »gepumpt« und gleichzeitig entstandene Stoffwechselabfälle »herausgesaugt«.

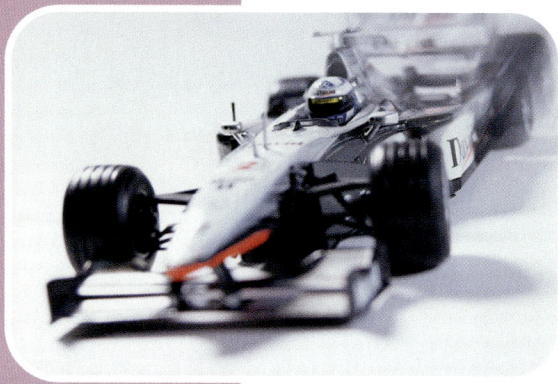

Gut »geschmiert« ist beinahe alles

Wie wir gesehen haben, vollbringen unsere Gelenke ganz im Verborgenen absolute Spitzenleistungen. Dafür verdienen sie ein wenig Anerkennung – und natürlich eine erstklassige Versorgung mit Nährstoffen. Wenn in der Formel 1 nur allerbeste Öle für die Hochleistungsmotoren verwendet werden, so hat das seinen guten Grund. Um auch bei hohen Drehzahlen einen reißfesten Schmierfilm zu gewährleisten, muss das Öl eine besondere Viskosität (Zähflüssigkeit) aufweisen, damit der Ölfilm im Fall starker Beanspruchung nicht »reißt«, was einen Motorschaden zur Folge hätte.

Wie die Hochleistungsmotoren von Autos müssen auch unsere Gelenke immer gut geschmiert sein.

Ganz so extrem sieht die Belastung unserer Gelenke sicher selten aus (es sei denn, Sie sind ein Weltklassesprinter). Dafür müssen unsere Gelenke aber auch nicht nur ein Rennen durchstehen, sondern ein Leben lang halten. Und je älter wir werden, desto länger sind sie mechanischen und stoffwechselbedingten Belastungen ausgesetzt. Nicht immer können wir die Bedingungen schaffen, die der Gelenkapparat braucht, um optimal zu funktionieren. Leider sind aber auch Unwissenheit oder Unachtsamkeit der Grund, warum viele Gelenke bereits in frühen Jahren Schaden nehmen.

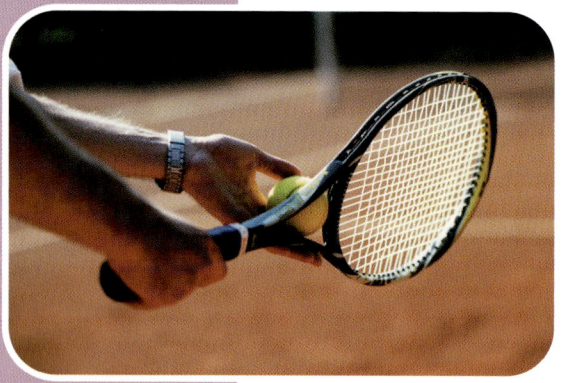

Mäßige und regelmäßige Belastung sorgen für die Nährstoffversorgung unserer Gelenkknorpel.

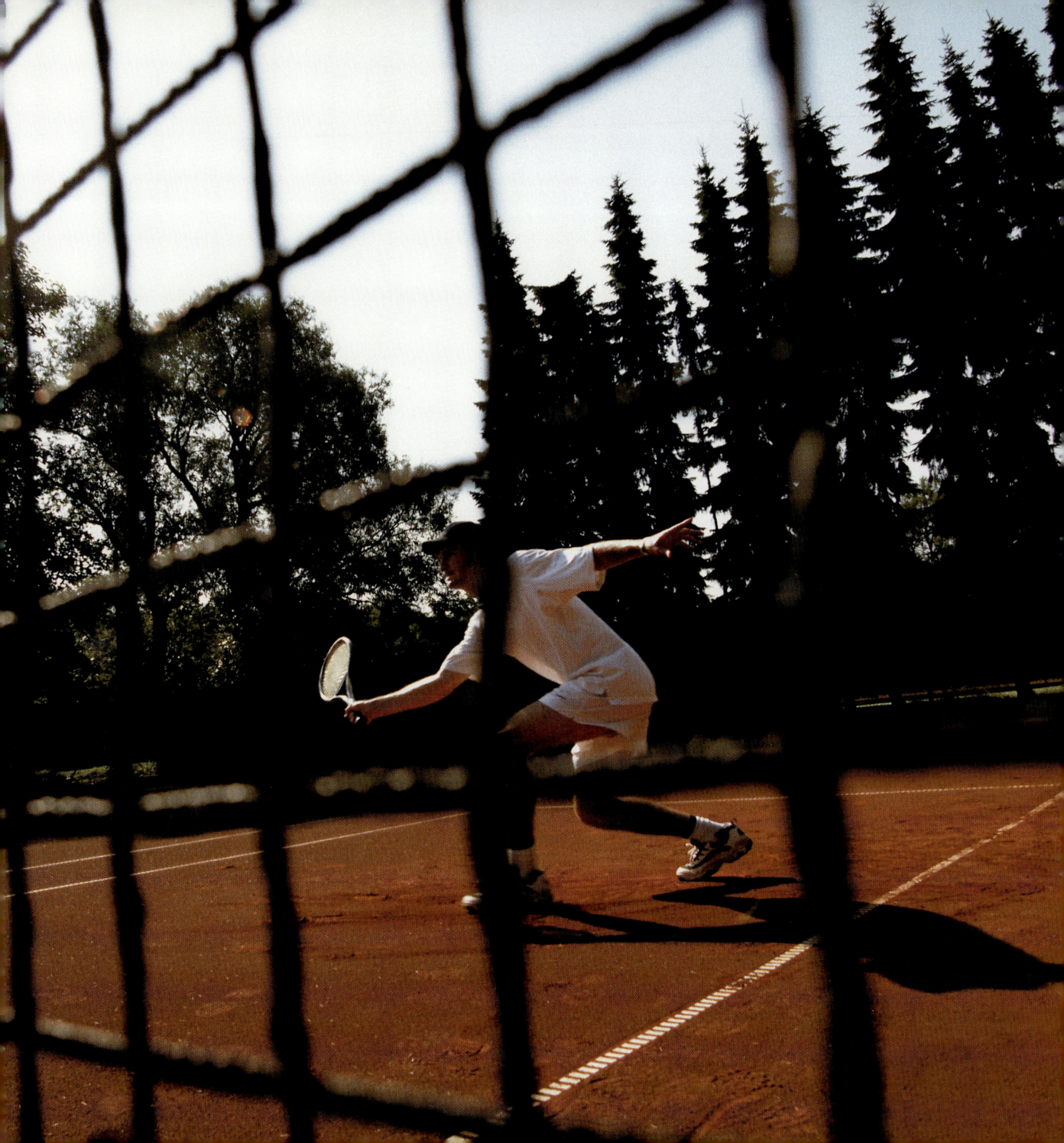

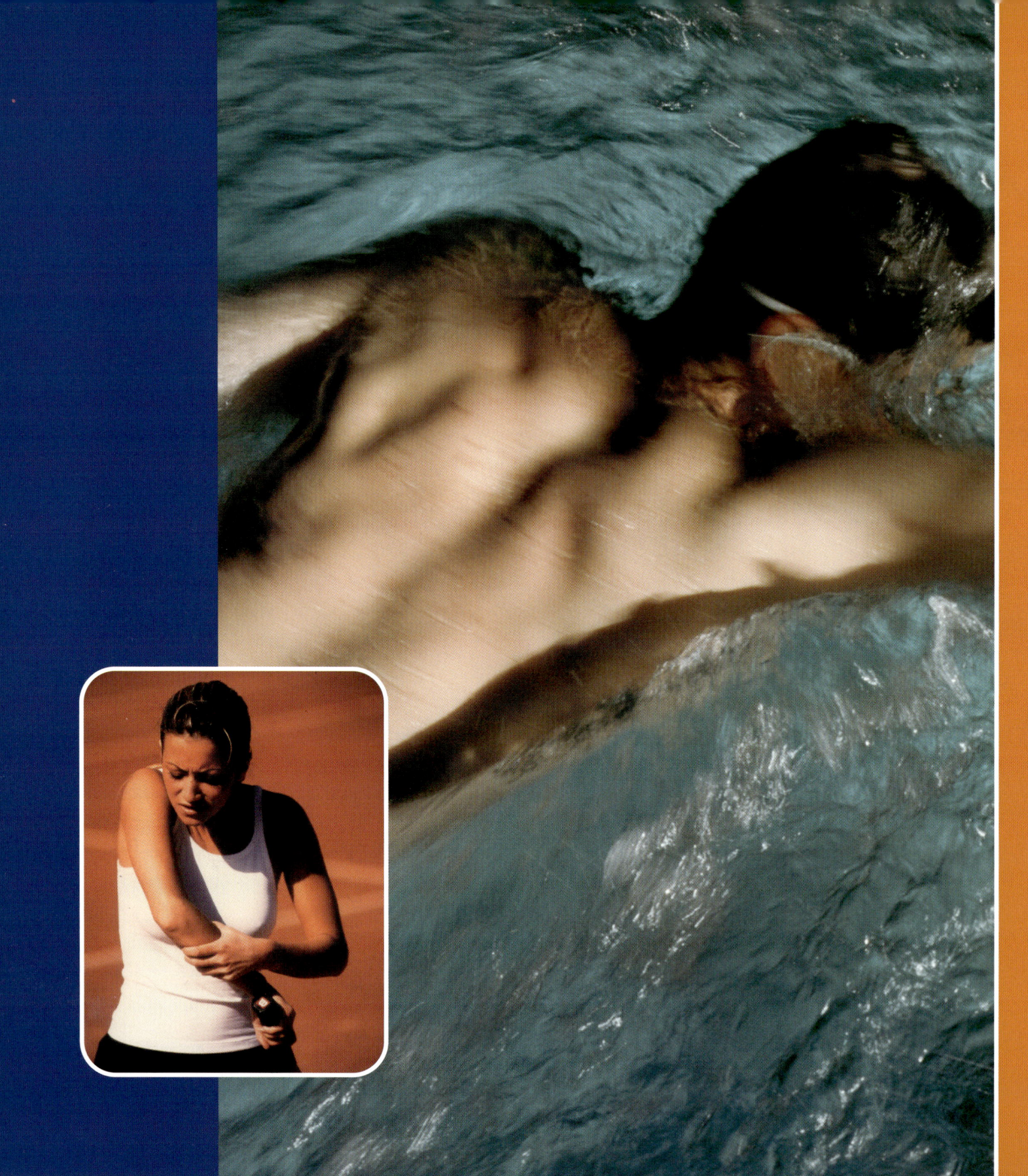

Gelenkerkrankungen 2
haben viele Gesichter

» Gelenkerkrankungen stehen für viele verschiedene Krankheitsbilder, die in ihren Ursachen, ihren Symptomen und ihrem Verlauf völlig unterschiedlich sein können. Gemeinsam ist ihnen ein quälender Schmerz am Stütz- und Bewegungsapparat. Das Erschreckende: Erkranken kann jeder, in jedem Alter – sogar schon als Kind.

GELENKERKRANKUNGEN HABEN VIELE GESICHTER

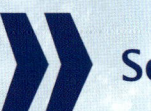

Schicksal von Millionen

Nicht das Herz oder der Darm sind es, weswegen immer mehr Menschen zum Arzt gehen, sondern die Gelenke. Denn nahezu jeden von uns ereilt irgendwann einmal das gleiche Schicksal: Es zwickt und zwackt hier und dort, der Rücken tut weh und das Knie schmerzt. Gelenkerkrankungen sind auch in jungen Jahren längst keine Ausnahme mehr, und im Alter sind sie sozusagen die Regel: Mehr als 90 Prozent der über 70-Jährigen werden regelmäßig von mehr oder weniger starken Gelenkbeschwerden heimgesucht – und es gibt wohl kaum einen Menschen, der nicht irgendwann in seinem Leben zeitweise unter Gelenkproblemen gelitten hätte.

Was wir hier unter Gelenkerkrankungen verstehen, zählen Mediziner zu den Erkrankungen des rheumatischen Formenkreises, landläufig meist kurz »Rheuma« genannt. Dass auch der Tennisarm und der Hexenschuss hierzu gehören, wissen die wenigsten. Hinter dem scheinbar simplen Begriff Rheuma verbergen sich insgesamt mehr als 400 verschiedene Krankheitsbilder, die in ihren Ursachen, ihren Anzeichen und ihrem Verlauf völlig unterschiedlich sein können. Gemeinsam ist ihnen ein starker Schmerz am Stütz- und Bewegungsapparat, der aus Gelenken, Sehnen, Bändern, Muskeln, Schleimbeuteln und Knochen besteht.

Rheumatische Erkrankungen lassen sich grob in vier Gruppen einteilen:
- entzündliche Gelenkerkrankungen wie die chronische Polyarthritis;
- abnutzungs- / verschleißbedingte (Fachbegriff: degenerative) Gelenkerkrankungen wie die Arthrose;
- stoffwechselbedingte rheumatische Erkrankungen, darunter Gicht und Störungen im Knochenstoffwechsel (Osteoporose);
- entzündlicher oder abnutzungsbedingter Weichteilrheumatismus (Muskelrheumatismus, Schulter-Arm-Syndrom und »Tennisarm«).

Gelenkbeschwerden können nicht nur Ältere treffen. Durch Fehl- und Überbelastungen am Arbeitsplatz oder beim Sport leiden auch jüngere Menschen zunehmend unter Gelenkbeschwerden.

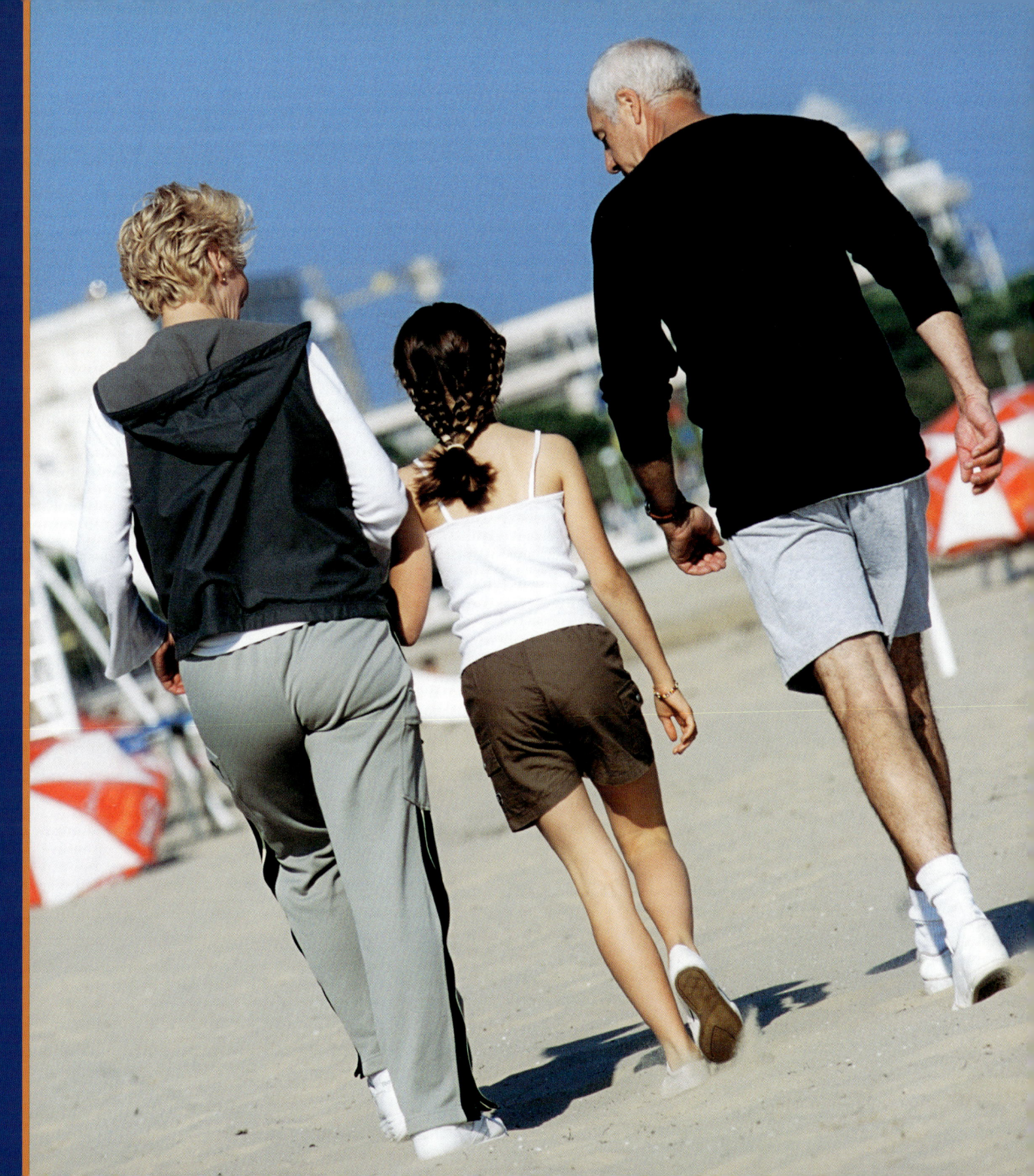

Um die Ursachen, den Verlauf und die Folgen von Gelenkerkrankungen besser zu verstehen, sei im Folgenden mindestens eine Krankheit jeder Gruppe exemplarisch erklärt.

Arthrose – so alt wie die Menschheit

Irgendwann in seiner Entwicklung haben sich unsere Vorfahren für den aufrechten Gang entschieden, anstatt weiter auf allen Vieren durch die Lande zu laufen. Das hatte sicher Vorteile – vielleicht wäre das Beibehalten des Vierfüßlergangs für unseren Skelettapparat jedoch gesünder gewesen, da die Lasten, die beispielsweise auf das Kniegelenk einwirken (neben der unteren Wirbelsäule das am häufigsten von Arthrose betroffene Gelenk), dann ein wenig besser verteilt wären. Allerdings treten arthrotische Prozesse auch im Tierreich auf, und zwar bei nahezu allen Wirbeltieren.

Fakt ist: Schon mit dem Tag unserer Geburt – genau genommen bereits davor – beginnt der Prozess des Alterns. Noch während unser Organismus sich entwickelt, setzt ihm die Belastung auf das Knochengerüst zu. Unerkannt oder unbehandelt gebliebene Fehlstellungen im Kleinkindalter können den Grundstein für lebenslange Gelenkprobleme und Schmerzen legen. Deshalb zählt die Untersuchung der Hüfte bei Neugeborenen und des gesamten Skelettapparates zu den wichtigsten Routine-Checks des Kinderarztes. Dank moderner Vorsorge können wir – im Gegensatz zu unseren Ahnen – angeborene Fehlstellungen und beginnende Fehlhaltungen korrigieren. Der großen Wahrscheinlichkeit, irgendwann in Verlauf unseres Lebens eine Arthrose zu entwickeln, entkommen wir dennoch nicht.

Denn je älter wir werden, desto länger sind unsere Gelenkknorpel mechanischen Belastungen und einer unzureichenden Versorgung mit Nährstoffen ausgesetzt. Nicht immer schaffen wir die Bedingungen, die unser Gelenkapparat zur optimalen Funktion braucht – vorwiegend, weil wir sie nicht kennen. Wenn sich unser Stoffwechsel dann bereits ab dem 20. Lebensjahr verlangsamt, können die Gelenkknorpel zunehmend rau und porös werden. Wird der Knorpel dazu noch schlecht mit Nährstoffen versorgt, wird aus der natürlichen Belastung schnell eine Überlastung: »Stress« im Gelenk entsteht, Knorpeldeformation und Schmerzen sind die Folgen.

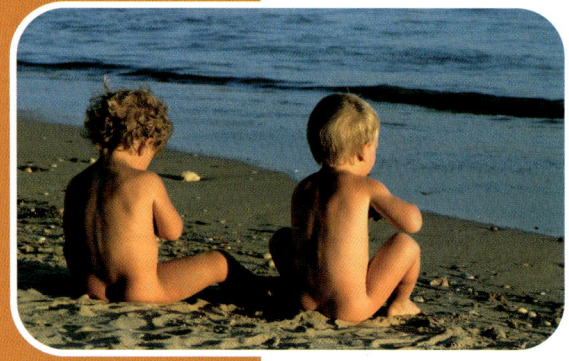

Die Untersuchung des Skelettapparates zählt zu den Routine-Checks des Kinderarztes.

Höhere Lebenserwartung = höherer Verschleiß – doch gesunde Lebensweise und Bewegung erhält die Gelenke.

Das Kniegelenk ist das
von Arthrose am häufigsten
betroffene Gelenk.

Arthrose – was ist das?

Arthrose: aus dem Griechischen von »arthro« (Gelenk) und »ose« (krankhafte Veränderung)

Als Arthrose bezeichnet man abnutzungsbedingte Erkrankungen einzelner oder mehrerer Gelenke. Es handelt sich um Verschleißerscheinungen, die sich infolge einer meist langjährigen Überbelastung schleichend entwickeln. Im Anfangsstadium ist die Arthrose meist symptomlos. Erste Anzeichen für einen offensichtlichen Ausbruch der Krankheit sind Spannungs- und Steifheitsgefühle in den befallenen Gelenken. Im Verlauf der Erkrankung schwellen die Gelenke an, schmerzen und die betroffenen Personen werden zunehmend unbeweglicher. Von einer Arthrose können alle Gelenke des Körpers betroffen sein. Am häufigsten tritt sie jedoch in den Knien, der Hüfte, den Fingern und Zehen sowie an den Wirbelgelenken auf.

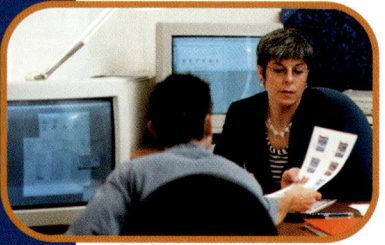

Die Ursachen für Knorpelverschleiß

- angeborene Fehlstellungen des Gelenks;
- erworbene Fehlstellungen durch Fehlhaltung;
- Übergewicht;
- mangelnde Bewegung;
- Überbelastung bei sportlicher Betätigung;
- Sportverletzungen oder sonstige Unfälle;
- Infektionen (durch Zecken oder Viren);
- berufsbedingte Belastungen (z. B. Kniearthrose bei Fliesenlegern);
- Einnahme bestimmter Medikamente;
- Gelenkinfektionen durch Stoffwechselstörungen (z. B. Arthritiden und Diabetes);
- vermutliche erbliche Vorbelastung;
- hormonelle Schwankungen (Menopause);
- Stress, seelische Anspannung, Depressionen;
- Alter.

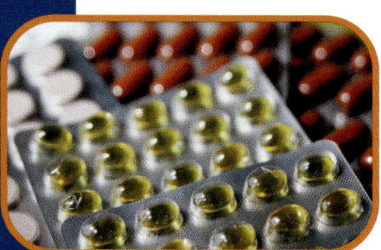

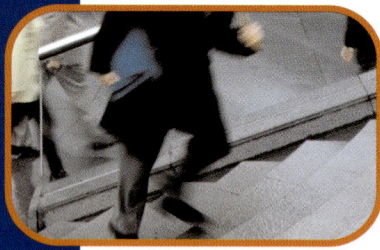

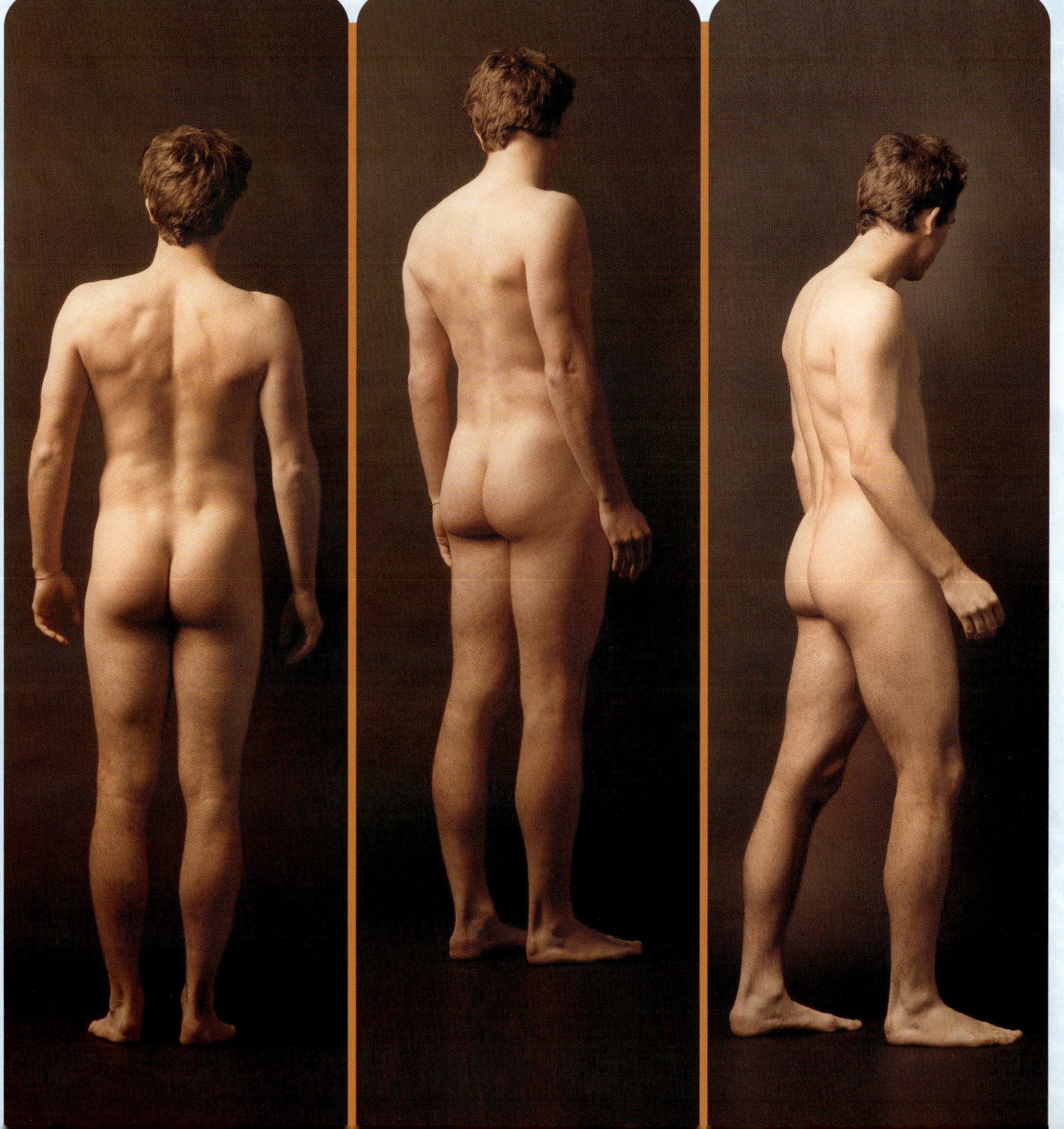

Vom Knorpelschaden zur »stummen« Arthrose

Etwa 75 Prozent aller
Menschen über 50 Jahre
nehmen Gelenkverände-
rungen wahr. Nicht immer
sind sie schmerzhaft:
Leichte Reibegeräusche oder
Morgensteifigkeit der
Gelenke künden von einer
ruhenden oder »stummen«
Arthrose. Bleiben solche
Symptome unbehandelt,
kann es im Lauf der Zeit zu
einer schmerzhaften »aktivierten« Arthrose kommen.

Ausgangspunkt jeder Arthrose ist ein Schaden im Knorpelüberzug. Zunächst ist er oberflächlich und auf einen kleinen Bereich begrenzt. Später lassen sich im Röntgenbild erste Verdichtungen des Knochens erkennen. Dabei sind immer Knochenbezirke betroffen, die direkt unter dem erkrankten Knorpel liegen. Solche sichtbaren Veränderungen am Knochen sind ein typisches Symptom für eine beginnende, so genannte »stumme« Arthrose, die oft noch schmerzfrei verläuft. Ohne Veränderungen am Knochengewebe liegt nur ein Knorpelschaden vor, nicht aber eine Arthrose. Arthrose bedeutet immer Knorpelschaden mit Knochenveränderungen.

Späte oder »aktivierte« Arthrose

Es können viele Jahre vergehen, bevor sich aus einer »stummen« eine »aktivierte« Arthrose bildet. Das Zwischenstadium wird oft nur als leichte Bewegungseinschränkung wahrgenommen. Im Spätstadium der Arthrose ist der Gelenkknorpel nicht nur geschädigt, sondern oft völlig zerstört. So kann Knochen auf Knochen reiben. Der Knochen hat sich gegenüber dem Frühstadium verändert: Er ist dich-

Gesundes (links) und durch
Arthrose verändertes Gelenk

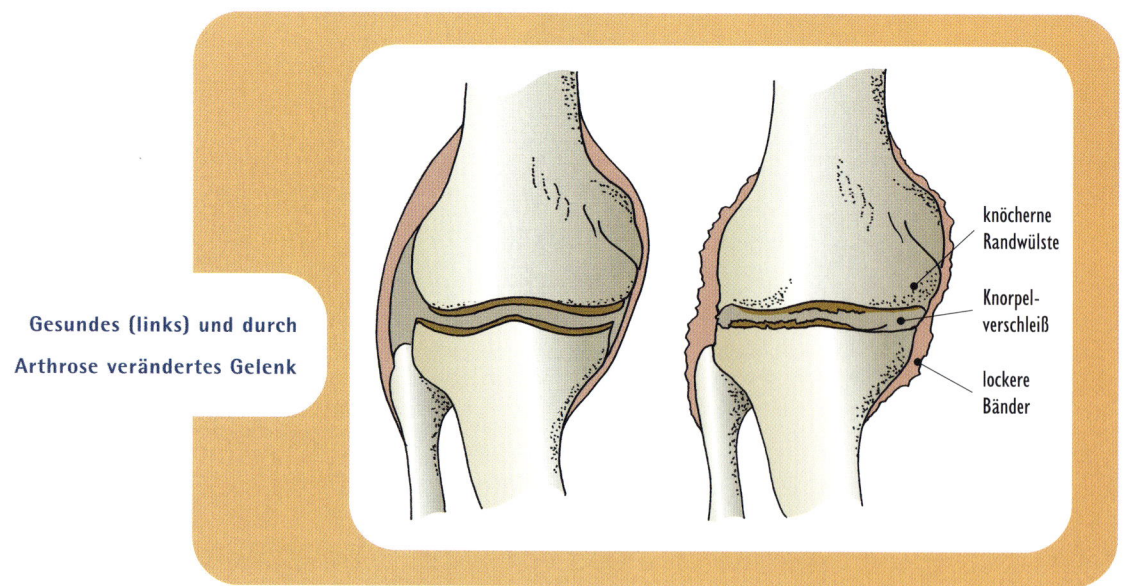

knöcherne
Randwülste

Knorpel-
verschleiß

lockere
Bänder

ter und härter geworden, die Ränder sind ausgefranst und höckrig. Die Wucherungen führen zu einer Verbreiterung des Gelenkes. Der Patient bemerkt, dass seine Gelenke größer und wulstiger wirken. Berühren sich diese »Auswüchse« bei bestimmten Bewegungen, treten starke Schmerzen auf. Abgeriebene Knorpel- und Knochenteilchen reizen die Gelenkinnenhaut. Diese entzündet sich, und es kann zu einer Schwellung und Überwärmung des Gelenks kommen.

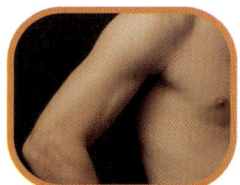

Typischer Verlauf einer Arthrose

Krankheitsverlauf und Schmerz können bei einer Arthrose subjektiv sehr unterschiedlich sein – die Leidensgeschichte einer Arthrose mit klassischem Verlauf folgt jedoch immer einem bestimmten Muster:

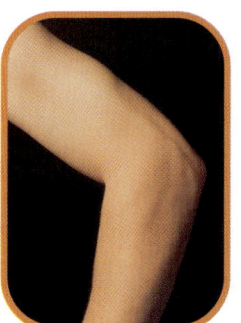

- erstes Knirschen / Knacken im Gelenk;
- leichte Morgensteifigkeit;
- Schmerzen bei Belastung;
- Schmerzen ohne Belastung / Dauerschmerz;
- Entzündungsschübe;
- Verdickung des Gelenks;
- Versteifungen.

Traditionelle Therapieformen

Eine große Anzahl Schulmediziner begnügt sich beim Thema Arthrosetherapie noch immer mit Schulterzucken. Ihr Motto: »Da kann man nichts machen.« Da Schmerzen ein Hauptsymptom der Arthrose sind, besteht die bevorzugte Therapie in einer Schmerzlinderung mittels verschreibungspflichtiger Medikamente. Ganz oben auf der Verordnungsskala stehen daneben entzündungshemmende Substanzen zur Behandlung von aktivierten Arthrosen sowie Methoden zur »Schadensbegrenzung« durch operative Knorpelglättung oder – in letzter Konsequenz – der Ersatz des geschädigten Gelenks. Die tatsächlichen Ursachen der Knorpelerosion jedoch werden damit leider nicht beseitigt.

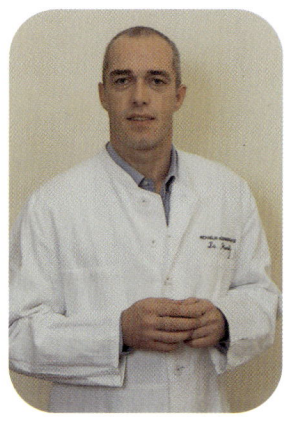

Behandlung mit Nebenwirkungen

Manche Schmerzmittel wie Acetylsalicylsäure und »nichtsteroidale« Entzündungshemmer entziehen dem Körper wichtige Nährstoffe: Sie senken den körpereigenen Phosphat- und Eisenspiegel und behindern damit die Aktivität der Vitamine C und B9 (Folsäure).

Es gibt bereits kritische Studien, die den Einsatz von starken Schmerzmitteln und Entzündungshemmern bei Arthroseprozessen als wenig hilfreich ansehen. Hauptproblem scheint zu sein, dass die handelsüblichen Präparate zwar Entzündungsprozesse unterdrücken, zugleich aber die Synthese von Bindegewebsprotein und Gelenkschmiere zu wenig fördern. Fazit: Der Verschleiß schreitet unter der üblichen Medikation oft voran! Hinzu kommt: Die Einnahme herkömmlicher Arzneimittel ist meist mit Nebenwirkungen verbunden.

Selbsthilfe durch gezielte Knorpelnahrung

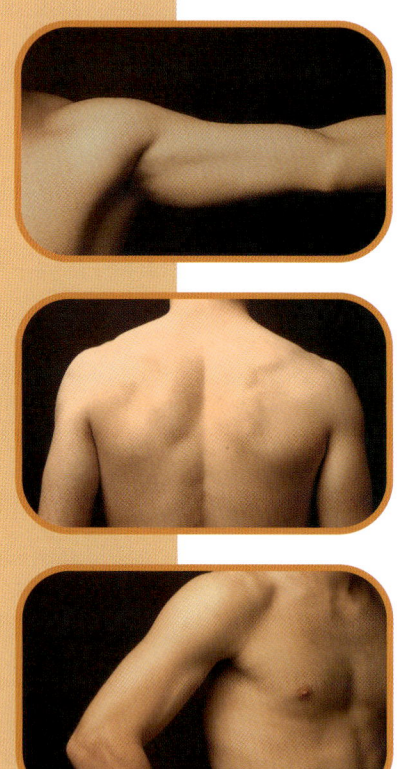

Fest steht: Die frühzeitige Gabe von Knorpelaufbaustoffen in therapeutischer Dosierung (wie den auf den Seiten 60 ff. beschriebenen Glukosaminglykanen) kann den Verlauf einer Arthrose bremsen – und die Behandlung ist zudem noch frei von Nebenwirkungen.

Symptomlinderung ist sicherlich in vielen Fällen eine notwendige Maßnahme. Doch warum sollen Schmerzmittel und / oder entzündungshemmende Präparate mit ihren Nebenwirkungen stets besser sein als natürliche, rein ernährungsbezogene Alternativen, die den Knorpelaufbau nachweislich aktiv fördern können? Es liegt doch zunächst einmal viel näher, dem Gelenk diejenigen Stoffe zuzuführen, die ihm fehlen. Wäre es nicht absurd, bei einem Menschen, der an Zink- oder Magnesiummangel leidet, lediglich die daraus resultierenden Krankheitsanzeichen zu behandeln, ohne gleichzeitig Mineralstofftabletten oder eine Ernährungsumstellung zu »verordnen«? Ebenso unverständlich ist es, Gelenkprobleme in den Griff zu bekommen, ohne dem Gelenk gleichzeitig Stoffe anzubieten, die es für seinen Aufbau unbedingt benötigt. Da das Thema Gelenknahrung sowohl in vorbeugender als auch in therapeutischer Sicht von zentraler Bedeutung für viele Gelenkbeschwerden ist, werden wir in Kapitel 3 darauf eingehen.

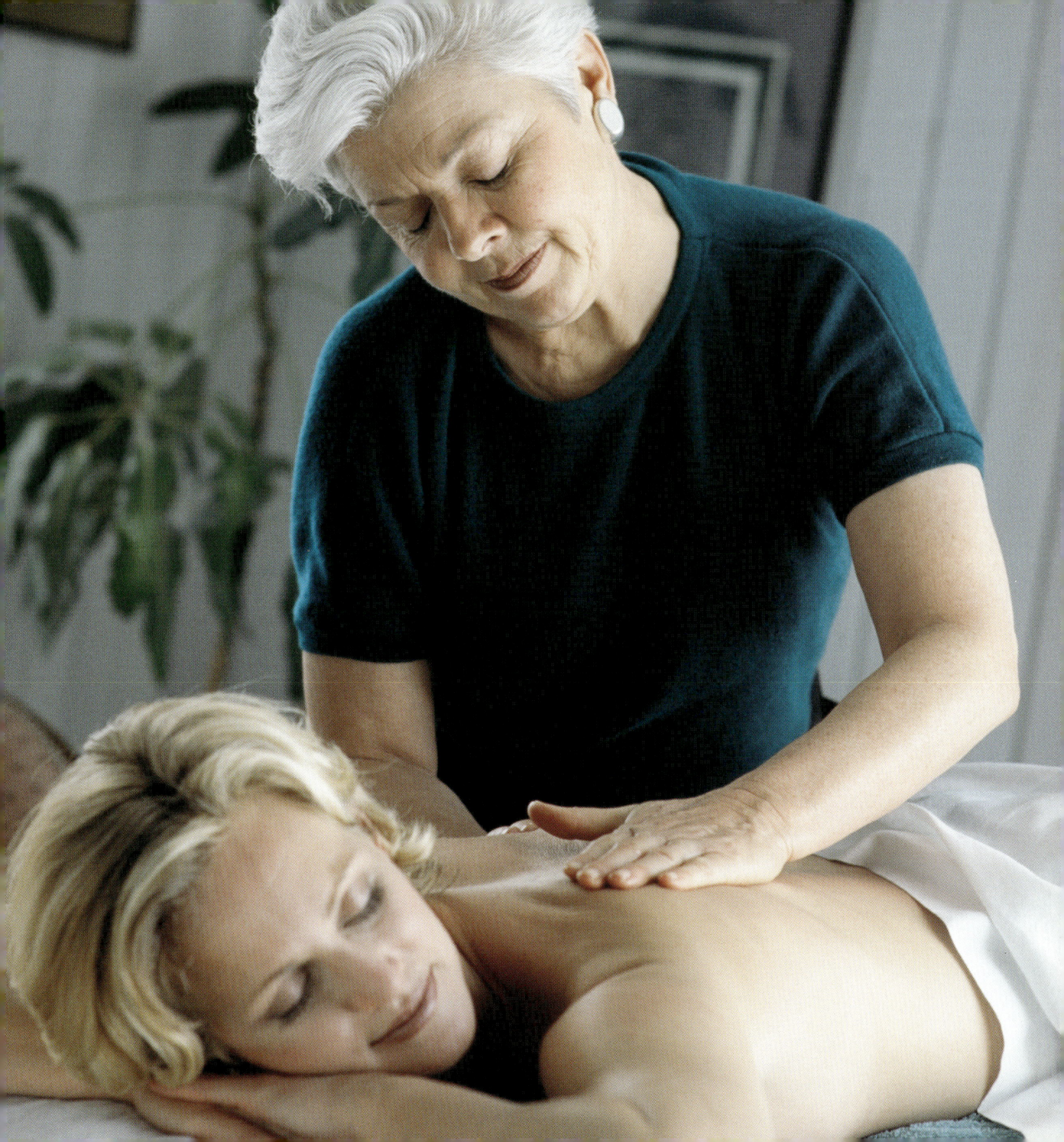

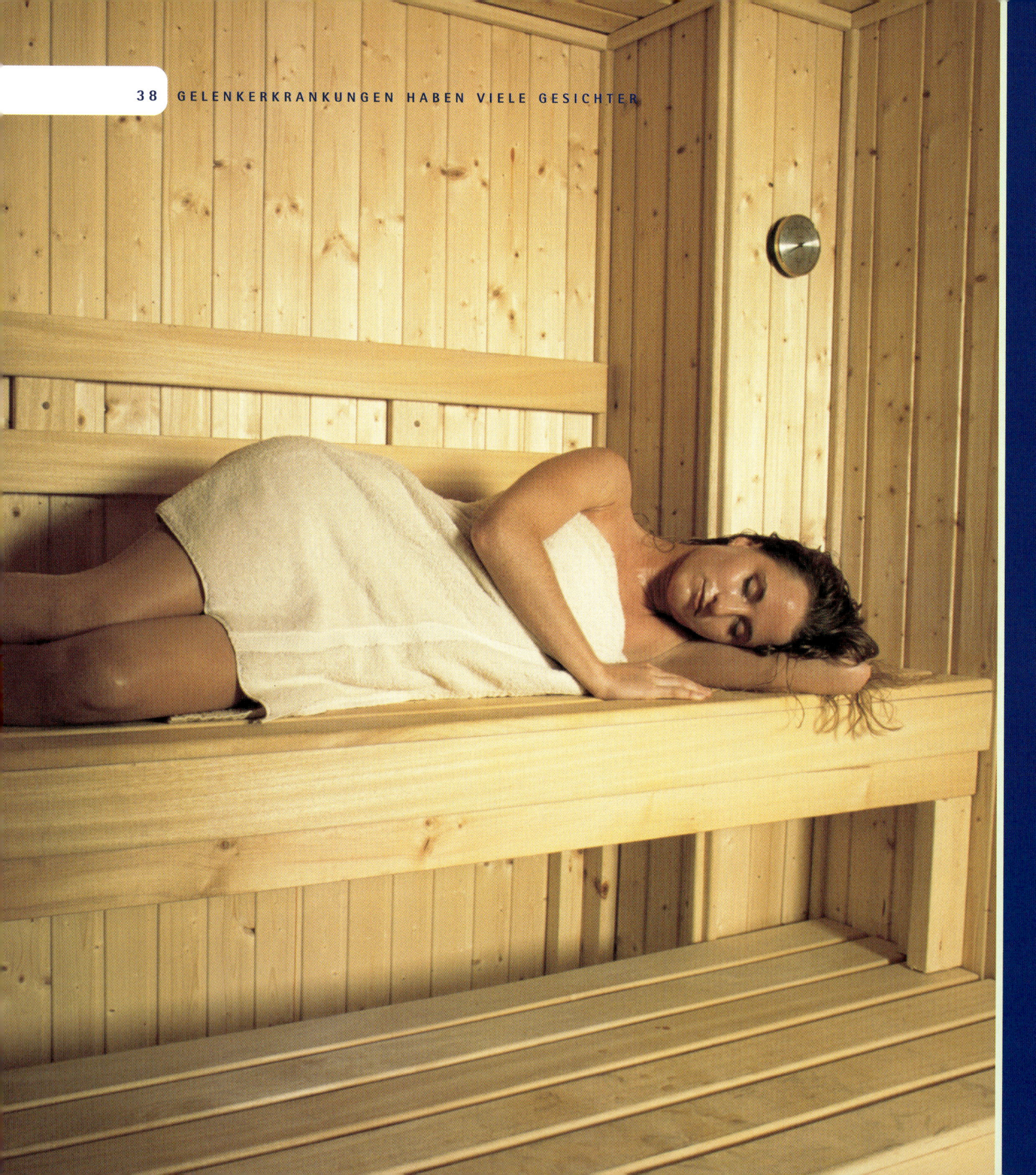

Alternative und unterstützende Behandlungsmöglichkeiten

Die Krankengymnastik ist ein unumstrittenes Teilelement einer erfolgreichen Arthrose-
behandlung. Denn eine kräftige Muskulatur schützt, entlastet und hält die Gelenke
beweglich. Physikalische Therapieformen wie Kälte- oder Wärmebehandlungen (Ther-
malbäder, Moorbäder, Einreibungen) kommen ebenfalls als begleitende Maßnahmen
für Arthrotiker in Betracht. Ergänzt werden kann eine Behandlung zudem durch Gelenknahrung – Grünlippmuschelkonzentrat und Vitamine – sowie durch gezieltes
Bewegungstraining (siehe dazu auch die Seiten 60 ff., 108 ff., 124 ff. und 136 ff.). Das
Spektrum alternativer Therapien reicht von der Akupunktur und Ayurveda bis zur
Homöopathie und Fußreflexzonen-Behandlung. Patentrezepte gibt es allerdings nicht.
Was wirklich hilft, ist von Fall zu Fall unterschiedlich: Probieren geht über studieren.

Arthrose und Arthritis sind nicht dasselbe

Die Namen klingen ähnlich und beide Krankheiten treffen die Gelenke. Doch alle
so genannten »Arthritiden« haben ihren Ursprung nicht im Gelenkverschleiß,
sondern in einer Störung des Immunsystems. Arthritis kann viele Gelenke gleichzeitig befallen und verläuft immer entzündlich.

Eine häufig auftretende Form aus
der Gruppe der Arthritiden ist die
rheumatoide Arthritis oder chronische
Polyarthritis (= andauernde Entzündung vieler Gelenke). Wer umgangs-
sprachlich von »Rheuma« redet, meint
häufig diese Krankheit. Bei der Polyarthritis wechseln sich beschwerde-
arme Zeiten mit schmerzhaften Schü-
ben ab. Letztere führen meist zu einer Verschlimmerung des Zustandes.
Ein charakteristisches Krankheitsanzeichen ist die »Morgensteifigkeit«: Der

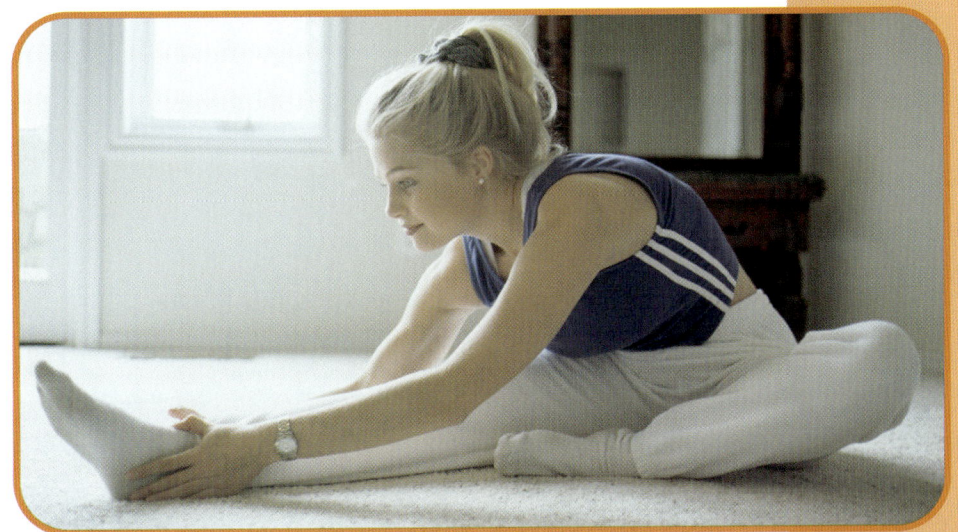

**»SYMMETRISCHER
GELENKBEFALL«**
Die Symptome der Arthritis
treten meist in den
einander entsprechenden
Gelenken auf der linken
und rechten Körperhälfte
gleichzeitig auf.

Körper und vor allem die Hände fühlen sich direkt nach dem Aufstehen steif an. Im Anfangsstadium der chronischen Polyarthritis treten meist starke Schmerzen zunächst in den Gelenken der Finger und Zehen auf. Ist die Krankheit fortgeschritten, kommen reißende Schmerzen in den Armen und Beinen, der Halswirbelsäule sowie Beschwerden in den Hüften, Knien und Schultern hinzu. Das Spätstadium schließlich ist durch deformierte und steife Gelenke gekennzeichnet.

Wie bei einer aktivierten Arthrose kommt es bei der chronischen Polyarthritis zu schmerzhaften Schwellungen im Gelenk. Beiden voraus geht eine Entzündung der Gelenkinnenhaut, die schubweise auftritt und meist ein Leben lang fortschreitet. Die fortwährenden Entzündungen verändern Struktur und Umfang der Gelenkinnenhaut. Diese wehrt sich mit übermäßigem Wachstum und beginnt zu wu-

Ähnlich und doch grundverschieden: Polyarthritis und Arthrose

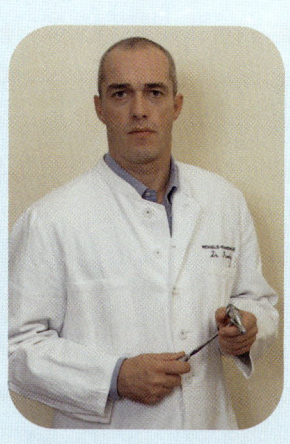

Arthrose	Polyarthritis
Häufigkeit unabhängig vom Geschlecht	Häufiger bei Frauen
Krankheitsverlauf schleichend	Verlauf in Schüben
Meist ab dem 30. bis 40. Lebensjahr	Kann schon im Kindesalter auftreten
Betrifft meist nur ein Gelenk / Bevorzugt eine Körperhälfte	Betrifft meist mehrere Gelenke / Bevorzugt beide Körperhälften
Entzündungen erst als Folge der Gelenkerkrankung	Entzündungen sind die Ursache der Gelenkerkrankung
Keine Begleitsymptome	Begleitsymptome wie Fieber, Schwächegefühl
Nicht durch Laboranalyse nachweisbar	Durch Laboranalyse nachweisbar (Rheumafaktor)
Degenerative Krankheit (Verschleiß)	Auto-Immunkrankheit

chern. So eine Wucherung kann schließlich den gesamten Knorpel unter sich »begraben« – er wird nicht mehr ernährt, verkümmert zunehmend und stirbt letztlich ab. Ist der Knorpel erst einmal zerstört, liegen die vormals geschützten Knochenenden bloß und sind jeder Belastung schutzlos ausgesetzt. Nicht selten führt eine Arthritis so zur völligen Versteifung des Gelenks. Der Krankheitsverlauf ist sehr schmerzhaft, die Bewegungseinschränkung kann – im Gegensatz zu einer sich langsamer entwickelnden Arthrose – schon sehr früh und massiv auftreten.

Auf der Suche nach den Ursachen der richtigen Therapie tappen Mediziner und Wissenschaftler bis heute im Dunkeln.

Auf der Suche nach den Ursachen

Wo liegen nun die Ursachen für die chronische Polyarthritis? Fest steht: Die Immunabwehr der Kranken ist fehlgesteuert, d. h. die Bausteine der Gelenke werden von Teilen ihres körpereigenen Abwehrsystems unkontrolliert und scheinbar grundlos attackiert. Auf diese Weise entstehen Entzündungen, die die Gelenke mehr und mehr schädigen und in letzter Konsequenz völlig zerstören. Auf der Suche nach den Gründen für diesen Immundefekt tappen Medizin und Wissenschaft bis heute weitgehend im Dunkeln. Zwar können Infekte und seelische Anspannung – Depressionen ebenso wie große Freude – einen Arthritisschub auslösen bzw. den Anstoß dafür geben, dass der Körper mit der Arthritis weniger gut fertig wird. Als Ursache für das Auftreten der Gelenkerkrankung kommen sie allerdings nicht in Betracht.

Einige Wissenschaftler suchen in unserem Ernährungsverhalten mit einem hohen Fleisch- und Wurstanteil den Auslöser für eine Arthritis. Ihrer Theorie zufolge tragen Prostaglandine – Substanzen, die Entzündungen in unserem Körper unterstützen – zur Entstehung der Krankheit bei. Diese Prostaglandine werden aus speziellen Fettsäuren hergestellt, die hauptsächlich in tierischen Produkten enthalten sind. Bislang ist dies allerdings lediglich ein Erklärungsmodell.

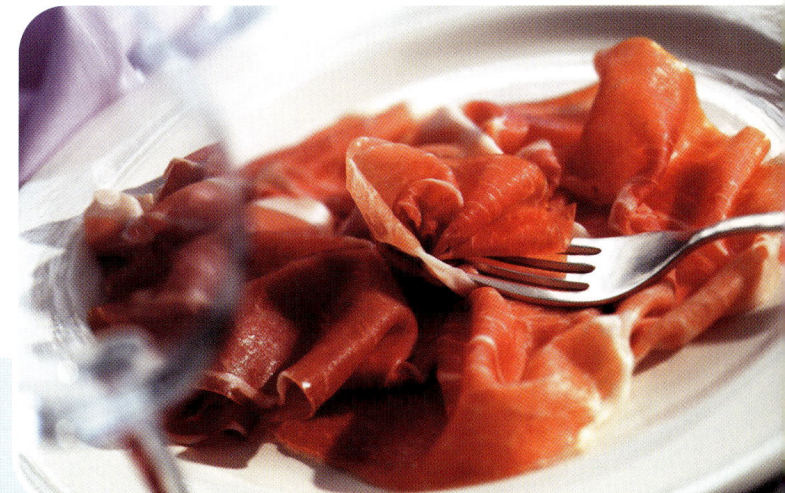

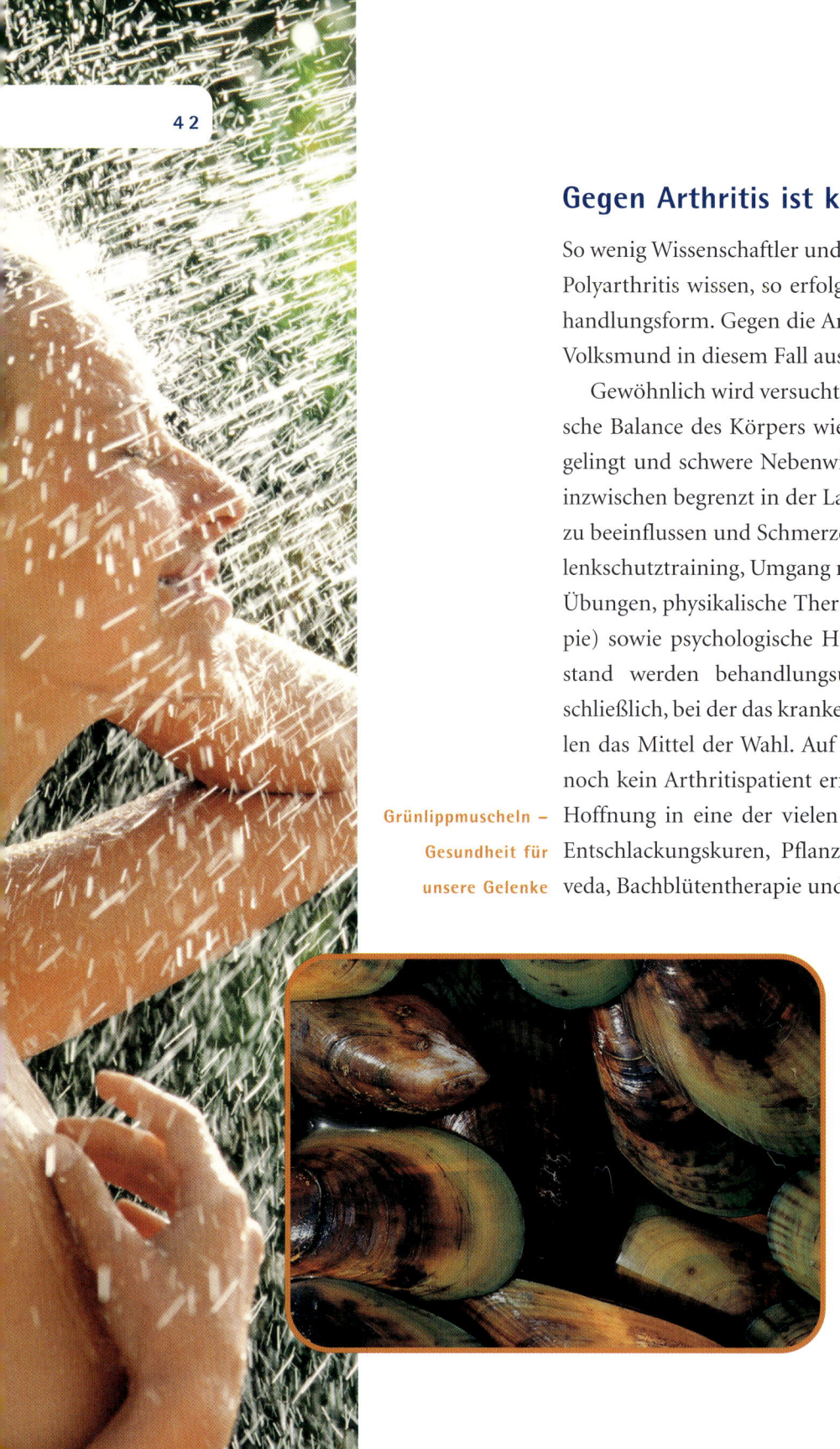

42

Gegen Arthritis ist kein Kraut gewachsen

So wenig Wissenschaftler und Mediziner über die genaue Ursache der chronischen Polyarthritis wissen, so erfolglos sind sie bei der Suche nach der ultimativen Behandlungsform. Gegen die Arthritis ist bis heute »kein Kraut gewachsen«, wie der Volksmund in diesem Fall ausgesprochen treffend sagt.

Gewöhnlich wird versucht, mit so genannten Antirheumatika die immunologische Balance des Körpers wieder herzustellen – was meist jedoch nur kurzfristig gelingt und schwere Nebenwirkungen mit sich bringen kann. Außerdem ist man inzwischen begrenzt in der Lage, die Entzündungserscheinungen in den Gelenken zu beeinflussen und Schmerzen zu lindern. Ergotherapeutische Maßnahmen (Gelenkschutztraining, Umgang mit Anforderungen im Alltag), krankengymnastische Übungen, physikalische Therapieformen (Wärme, Kälte, Massagen, Elektrotherapie) sowie psychologische Hilfen wie Entspannungstraining und seelischer Beistand werden behandlungsunterstützend eingesetzt. Die operative Therapie schließlich, bei der das kranke Gelenk ersetzt wird, ist in besonders schlimmen Fällen das Mittel der Wahl. Auf eine richtige »Heilung« im engeren Sinn darf indes noch kein Arthritispatient ernsthaft hoffen. Das gilt auch für diejenigen, die ihre Hoffnung in eine der vielen alternativen Behandlungsformen – wie Heilfasten, Entschlackungskuren, Pflanzenheilkunde, Enzymtherapie, Homöopathie, Ayurveda, Bachblütentherapie und Akupunktur – setzen.

Grünlippmuscheln – Gesundheit für unsere Gelenke

Ein sehr interessanter Ansatz bei Arthritis ist die Zufuhr von Inhaltsstoffen einer neuseeländischen Muschelart, der Grünlippmuschel, in therapeutischer Dosierung. Einerseits enthält dieser Meeresbewohner lebenswichtige Fettsäuren, die einer Entzündung und damit dem Zerstörungsprozess in den Gelenken entgegenwirken – andererseits ist die Muschel reich an wertvollen Aufbaustoffen, den Glukosaminglykanen, die einen gesundheitsfördernden Effekt haben und dem Gelenkknorpel und der Gelenkschmiere helfen, sich zu regenerieren. Mehr über die positiven Eigenschaften der Grünlippmuschel erfahren Sie auf den Seiten 57 ff.

Das Kreuz mit dem Kreuz –
Verschleißerscheinungen der Wirbelsäule

Verschleißerscheinungen der Wirbelsäule sind geradezu ein Volksproblem, d. h. sie ereilen fast jeden im Laufe seines Lebens. 60 Prozent der Frauen und 80 Prozent der Männer über 50 Jahre sind davon betroffen, und mit zunehmendem Alter werden es immer mehr. Kein Wunder: Die Wirbelsäule ist ein viel beschäftigter Teil unseres Bewegungs- und Stützapparates, und in jungen Jahren achten wir selten darauf, ihn für die noch kommenden zu schonen.

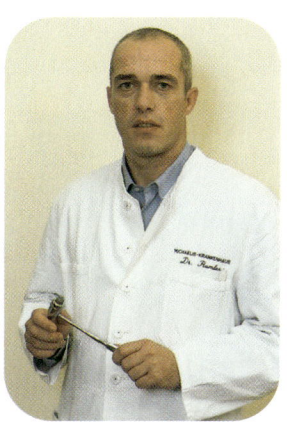

Eine Abnutzung der Wirbelsäule entsteht durch Fehlbelastungen wie schwere körperliche Arbeit und falsches Heben ebenso wie durch ein Zuwenig an Bewegung. Werden die Muskeln des Rückens und die Wirbelsäule dabei dauerhaft einseitig beansprucht, kommt es zu Überbelastungs- und Knorpelschäden an der Wirbelsäule ähnlich denen in Knie- oder Hüftgelenken – mit fühlbaren Folgen: Der mit der Abnutzung einhergehende Druck auf die Nerven kann zu einem lokalen Schmerz im »Kreuz« oder zu in die Beine ausstrahlenden »Ischias«-Beschwerden führen.

Der Verschleiß der Wirbelsäule beginnt meist in den zwischen den knöchrigen Wirbelkörpern liegenden Bandscheiben, welche die bei jeder Bewegung auftretenden Stöße abpuffern müssen. Im Laufe der Zeit verlieren diese Knorpelscheiben an Elastizität und Wasser, sie werden immer flacher. Dadurch werden die Wirbelsegmente weniger gut in Position gehalten, also beweglicher und die Stabilität des beim gesunden Menschen relativ festen Gefüges nimmt ab – vor allem dann, wenn die Wirbelsäule nicht durch eine kräftige Muskulatur stabilisiert wird. Bei starker Belastung kann es zu einer Vorwölbung der Bandscheibe (Bandscheibenvorfall) kommen.

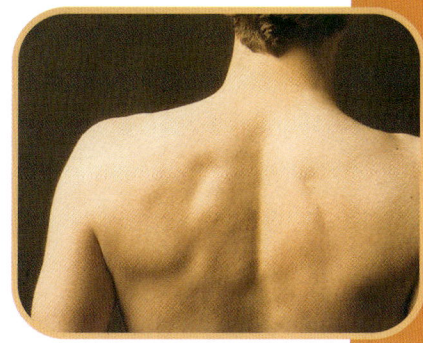

Durch den zunehmenden Elastizitätsverlust und die abnehmende Dicke der Bandscheibe wird die Kraft der Bewegungen nicht mehr genügend abgefedert und trifft die großen Wirbelkörper und die kleinen Wirbelgelenke mit großer Wucht. Dadurch ändert sich die Knochenstruktur der Wirbelkörper, was zur Bildung von knöchrigen Randwülsten führen kann. Die Knorpel der kleinen Wirbelgelenke werden bei diesem Prozess ebenfalls zunehmend verschlissen, und es entsteht eine Arthrose.

Die Bandscheiben der Wirbelsäule entsprechen den Gelenkknorpeln.

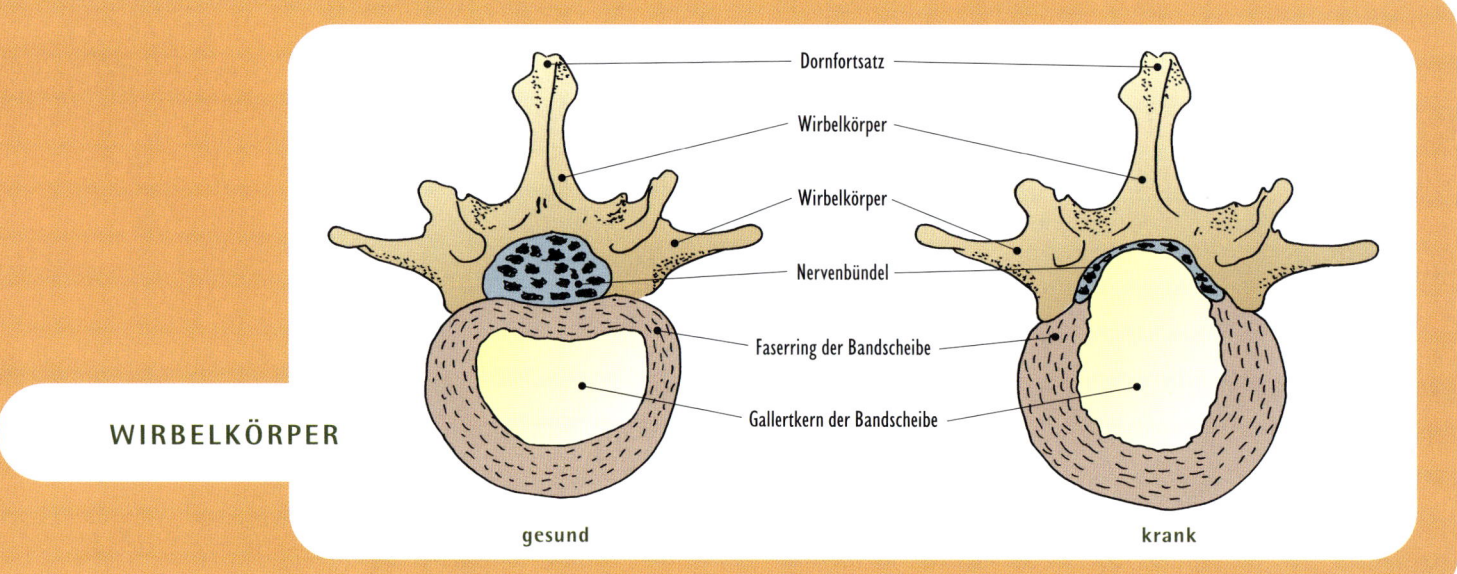

Dornfortsatz

Wirbelkörper

Wirbelkörper

Nervenbündel

Faserring der Bandscheibe

Gallertkern der Bandscheibe

gesund

krank

WIRBELKÖRPER

Darauf sollten Sie achten – der Wirbelsäule zuliebe!

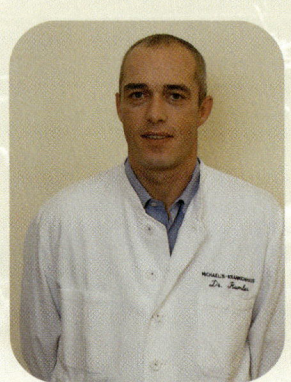

- Regulieren Sie Ihr Körpergewicht: Jedes Kilo zuviel drückt auf die Bandscheiben.
- Nehmen Sie stets eine unverkrampfte, die Wirbelsäule entlastende Körperhaltung ein (Rückenschule!).
- Bauen Sie Ihre Rücken- und Bauchmuskulatur durch gezielte Gymnastik auf.
- Richten Sie Ihren Arbeitsplatz nach ergonomischen Kriterien ein (z. B. Stuhl- und Schreibtischhöhe anpassen, Arbeitsplatten in der richtigen Höhe anbringen).
- Achten Sie auf die richtige Beschaffenheit von Matratze und Lattenrost.
- Tragen Sie bequeme Schuhe – hohe Absätze belasten die Bandscheiben.

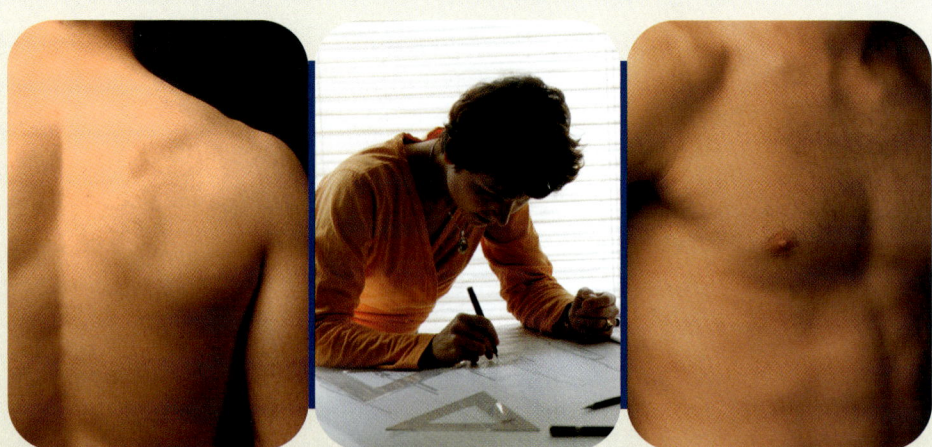

Die Behandlung von Verschleißerscheinungen der Wirbelsäule ähnelt der Arthrosetherapie. Je nach Stärke der Krankheitsanzeichen werden entzündungshemmende Medikamente oder sanftere Maßnahmen wie Wärmebehandlung, Elektrotherapie etc. angewendet. Treten Lähmungserscheinungen oder Funktionsstörungen von Blase und Darm auf, sind auch operative Eingriffe üblich.

Bei all diesen Therapieformen handelt es sich lediglich um Symptombehandlungen, an dem Zustand der Wirbelsäule ändert sich dadurch nichts. Besonders wichtig ist es daher, zusätzliche Maßnahmen zu ergreifen, um dem ansonsten unaufhaltsamen Verschleiß unseres Bewegungsapparates vorzubeugen und damit unsere Beweglichkeit auf lange Sicht zu gewährleisten. Wie bei der Arthrose ist die frühzeitige oder begleitende Gabe von Knorpelaufbaustoffen wie den Glukosaminglykanen der Grünlippmuschel empfehlenswert, da diese den Aufbau bzw. die Regeneration des Gelenkknorpels und der Gelenkschmiere unterstützen können. Außerdem verbessert regelmäßige Bewegung die Versorgung der Wirbelsäule: Nährstoffe und Flüssigkeit werden erst durch das Be- und Entlasten bei körperlicher Aktivität in ausreichendem Maße in die Bandscheiben oder Knorpel der Wirbelgelenke hineingepumpt.

Was ist eigentlich ein Hexenschuss?

Eine Sonderform des Wirbelsäulenverschleißes ist der Hexenschuss. Wir machen eine ruckartige Bewegung, belasten uns zu sehr oder sind einfach nur wütend und verkrampfen uns: Schon ist er da. Beim Hexenschuss fallen Gehen, Sitzen und Liegen schwer, jede Bewegung ist mit starken Schmerzen verbunden. Die Ursache ist eine plötzliche Verspannung der Rückenmuskulatur, die durch eine Fehlhaltung wie die Verdrehung einiger Wirbel oder durch eine Bandscheibenvorwölbung zwischen Lendenwirbel und Kreuzbein entstehen kann. Meist gehen dem Hexenschuss Abnutzungserscheinungen im Bereich der Wirbelsäule voraus. Was gegen den Verschleiß der Wirbelsäule hilft, beugt also auch dem Hexenschuss vor. Ist es aber bereits zu einem akuten Anfall gekommen, gilt es zunächst einmal, den Teufelskreis aus Schmerz, Fehlhaltung, Muskelverspannung und der daraus resultierenden Verstärkung des Schmerzes zu durchbrechen. Daher stehen bei der Therapie eines Hexenschusses das Bekämpfen des Schmerzes und die Entspannung der Rückenmuskulatur – z. B. mit Hilfe einer unterstützenden Wärmebehandlung – im Vordergrund.

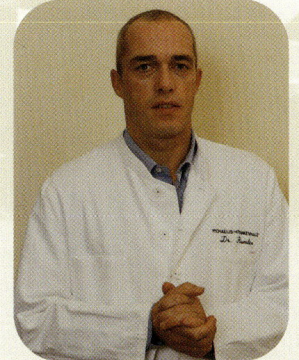

»Wohlstandskrankheit« Gicht

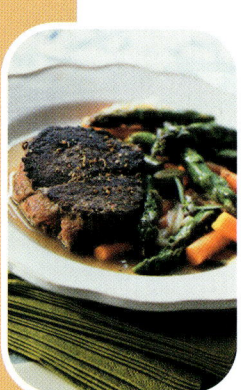

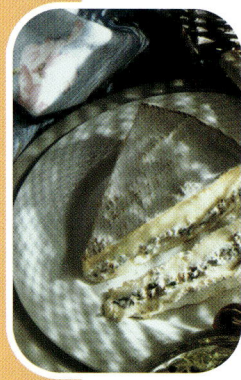

Gicht wird auch als para- (neben-) rheumatisch bezeichnet, weil sie eigentlich keine ursächlich rheumatische Erkrankung ist, sondern erst im fortgeschrittenen Krankheitsverlauf zu Gelenkschäden führt.

Gicht – von Medizinern Arthritis urica genannt – zählt zu den stoffwechselbedingten rheumatischen Erkrankungen. Sie kann angeboren sein oder im Zusammenhang mit Erkrankungen oder falschen Ernährungsgewohnheiten auftreten. Bei der Gicht ist der Harnsäurespiegel im Blut und in den Gelenken erhöht. Ein akuter Anfall zeichnet sich durch das Auskristallisieren von normalerweise gelöster Harnsäure aus. Durch die Kristalle hervorgerufene Folgeprozesse führen vor allem zu Entzündungen und starken Schmerzen in den Gelenken der Hände, Knie und Füße. Bei zwei Drittel aller Gichtkranken ist das Großzehengrundgelenk betroffen: Es ist stark rot gefärbt und geschwollen, äußerst druckempfindlich und fühlt sich heiß an. Immer wiederkehrende Gichtanfälle können im Laufe der Zeit auch zu einer Arthrose in den Gelenken führen. Als Therapiemöglichkeiten kommen Schmerzbehandlung, Ruhigstellung der betroffenen Gelenke, feucht-kalte Umschläge, Waschungen, Güsse, Wickel und Bäder sowie Heilmassagen in Betracht. Außerdem sollte den drohenden arthrotischen Gelenkveränderungen rechtzeitig vorgebeugt werden.

Viele Menschen bezeichnen Gicht als »Wohlstandskrankheit«, ist sie doch sehr eng mit unserer Ernährung verbunden. In einigen Fällen ist die Nahrung sogar der Auslöser der Erkrankung. Der Hintergrund: Beim Abbau mancher Nahrungsmittel – vor allem von Fleisch – werden vermehrt Purine aufgenommen, aus denen in unserem Körper Harnsäure entsteht. Purinarme Kost ist daher Vorbeugung und Therapie zugleich. Worauf sollte man dabei besonders achten?

Falsche Ernährung, aber auch Bewegungsarmut können die Entstehung einer Gicht fördern.

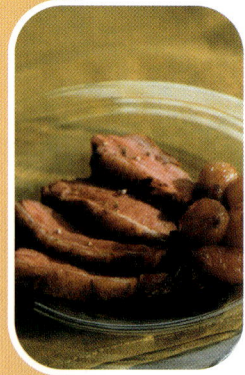

- Verzichten Sie auf den Konsum von Alkohol. Er erhöht die Harnsäurekristallisierung und -bildung.
- Gehen Sie fetten Speisen aus dem Weg. Fett behindert die Ausscheidung von Harnsäure über die Niere.
- Meiden Sie besonders purinhaltige Lebensmittel wie Fleisch (vor allem Tierhaut), Räucherfisch, Fischkonserven, Hülsenfrüchte, Kohl, Pilze und Spargel.
- Erlaubt sind kohlenhydrat- (Nudeln, Reis) und ballaststoffreiche Nahrungsmittel (Getreideprodukte), Obst und Kartoffeln.

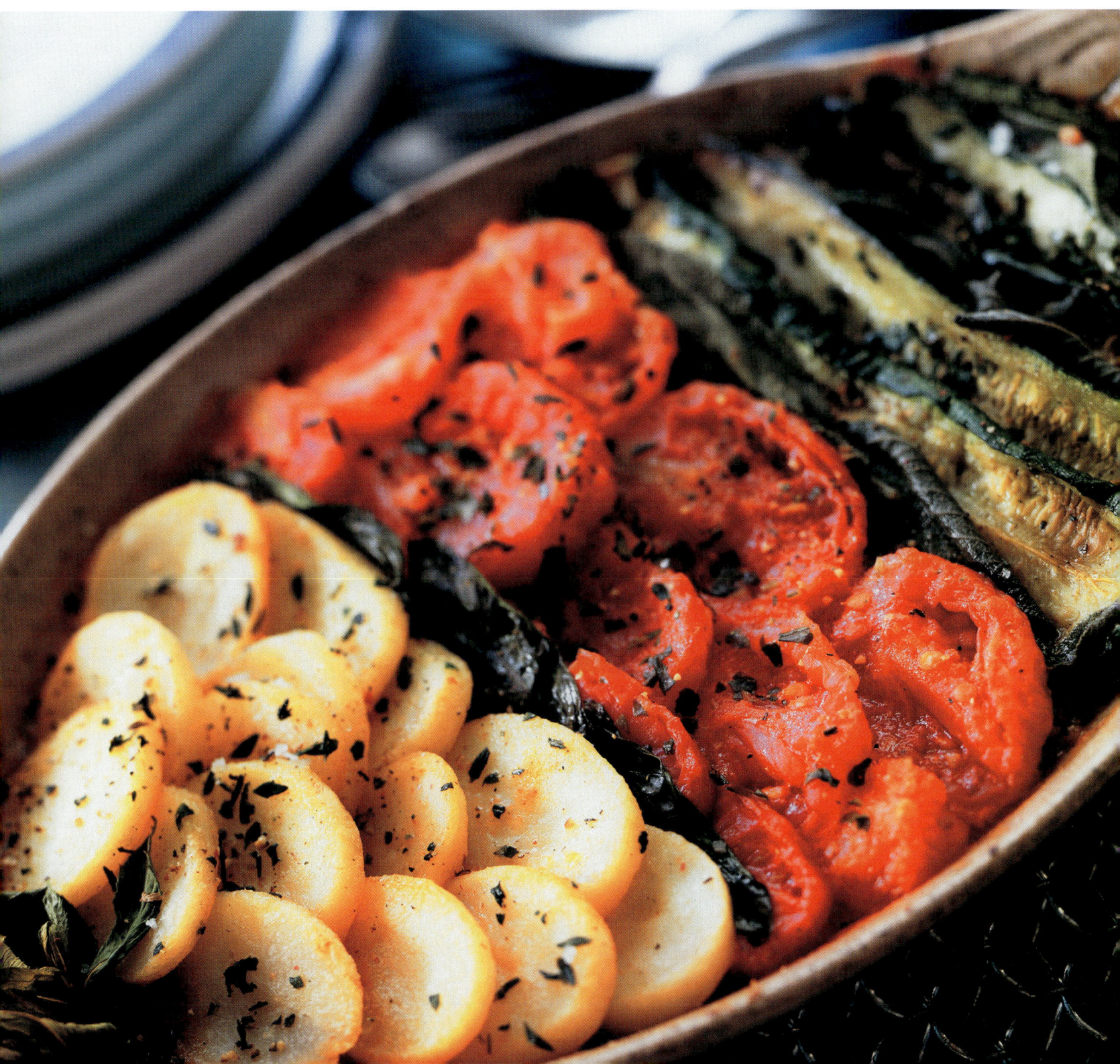

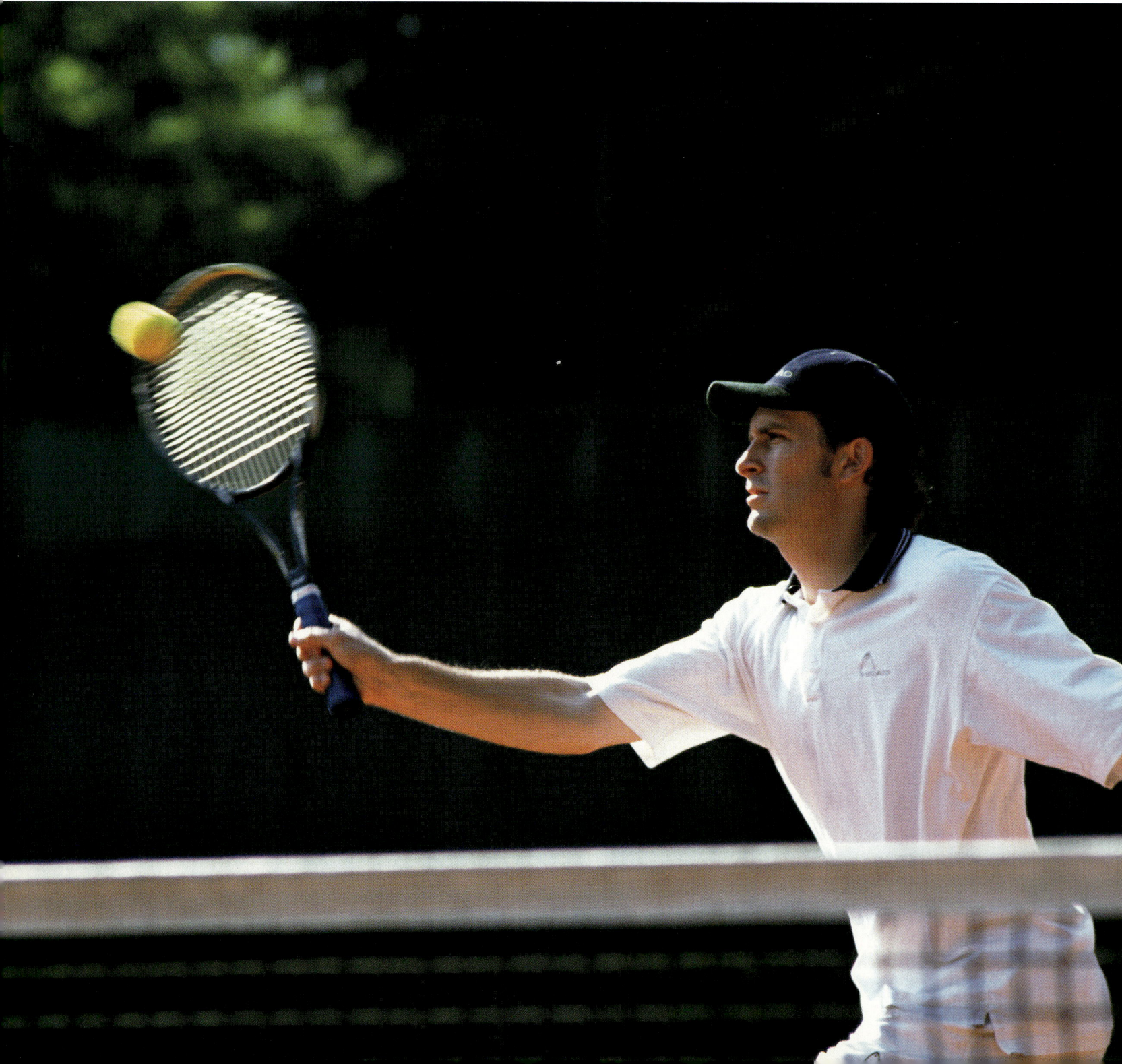

Beim Tennisarm schmerzt schon ein Händedruck

Der Tennisarm oder Tennis-Ellenbogen gehört zu den weichteilrheumatischen Er-krankungen. Es handelt sich hierbei um eine am Ellenbogen auftretende Entzün-dung der Streckmuskulatur des Unterarms und der Hand, welche die typische Folge einer überbeanspruchten Muskulatur ist. Ihren Namen hat die Erkrankung erhalten, weil sie vielfach bei Tennisspielern auftritt, die ihre Schlaghand einseitig oder falsch belasten. Die Folge ist ein unangenehmer, stechender Bewegungs- oder Druckschmerz im Bereich des Ellenbogens, der in vielen Fällen bis in die Hand ausstrahlt. Schon ein einfacher Händedruck kann dann äußerst schmerzhaft sein.

Die Therapie des Tennis-Ellenbogens erfordert – ebenso wie der bei Golfern auftretende »Golfer-Ellenbogen« – sehr viel Geduld. Um auszuheilen, muss eine starke Belastung über Wochen und manchmal sogar Monate vermieden werden. Die Therapie reicht vom Ruhigstellen der Gelenke über Kälte- und Wärmebe-handlungen, leichte gymnastische Übungen und Ultraschall bis hin zu medika-mentöser Therapie mit Kortison, in Extremfällen sogar bis zur Operation.

Tennisspieler belasten ihre Gelenke häufig extrem stark, was nicht nur zum Tennisarm, sondern auch zu Verschleißerscheinungen in anderen Gelenken führen kann. Gelenk aufbauende Substanzen kommen diesen Sportlern daher besonders zugute (siehe dazu auch die Seiten 60 ff. und 100 ff.).

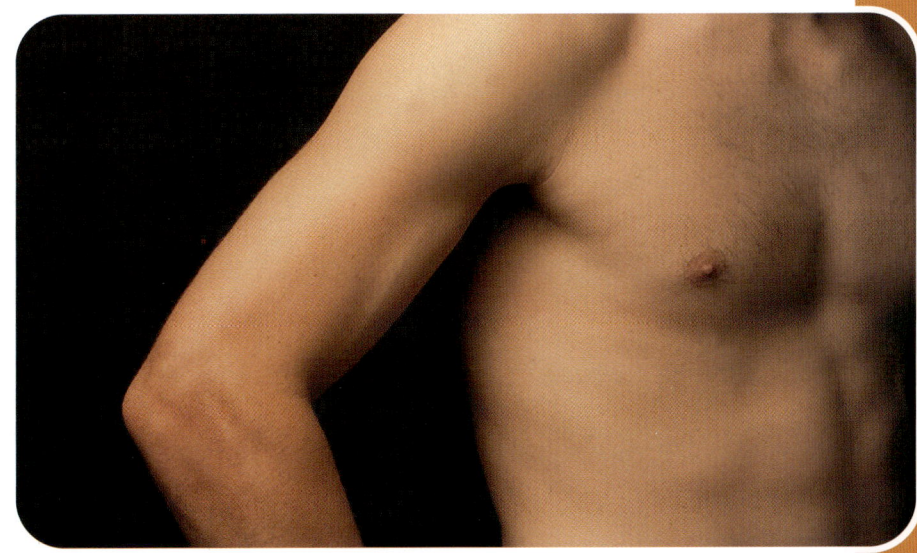

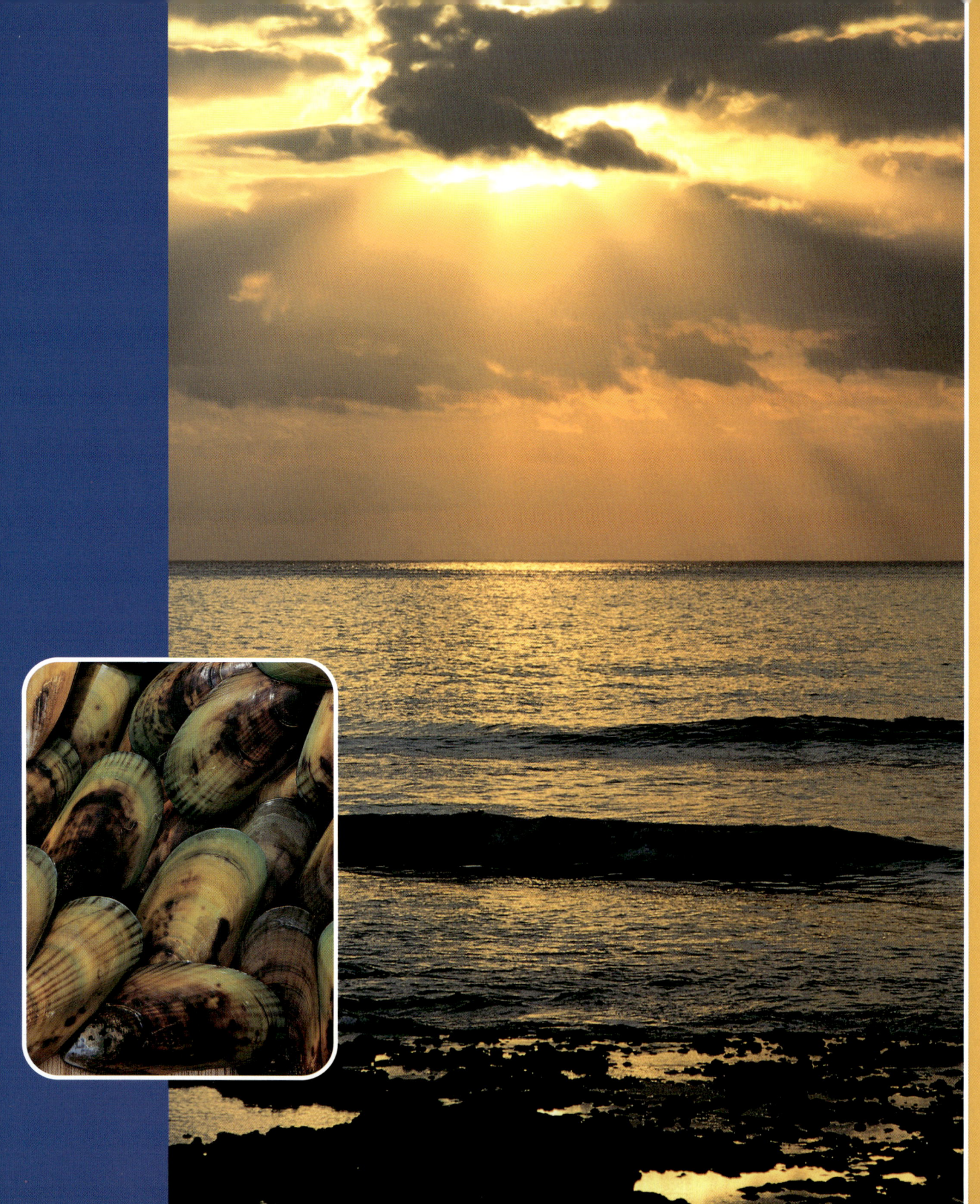

Gesundheit
aus dem Ozean

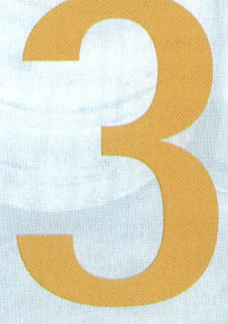

3

» Im Wasser liegt die Wiege des Lebens,
und noch heute übertrifft die Vielfalt
der Lebensformen in den Weltmeeren
die der Kontinente um ein Vielfaches.
Die Tiefen der Ozeane bergen ein riesiges
Reservoir verschiedenster Tier- und
Pflanzenarten mit einem bisher noch
weithin unentdeckten Potenzial an
Nährstoffen und heilenden Substanzen –
ganz vorne die neuseeländische
Grünlippmuschel.

GESUNDHEIT AUS DEM OZEAN

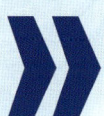 **Das Meer – Ursprung des Lebens**

Knapp 80 Prozent der biologischen Produktivität auf unserem Globus spielt sich in den Weltmeeren ab, und ihr Artenreichtum übertrifft die der Kontinente um ein Vielfaches. Evolutionsgeschichtlich entstammt auch der Mensch dem Wasser: Bis heute entwickelt ein menschlicher Embryo während der ersten Lebenswochen Kiemenbögen. Nach seiner Entwicklung zum Lungenatmer und Landlebewesen musste der Mensch weitestgehend auf das enorme Nahrungsangebot verzichten, das die Meere ihren Bewohnern bieten. Ein Verzicht, der bis heute nachwirkt: Mit Spurenelementen wie Iod sind viele Menschen weltweit unterversorgt, denn Iod in ausreichender Menge kann nur durch den Konsum von Algen und Fisch aufgenommen werden.

Je dramatischer die Zahl der Menschen auf unserem Erdball zunimmt, desto stärker stehen die Ozeane als Nahrungsquelle wieder im Blickpunkt. Durch damit verknüpfte Forschungsaktivitäten rücken seit den 60er Jahren des 20. Jahrhunderts auch die enormen Chancen im medizinischen Bereich mehr und mehr in den Vordergrund. Im Zuge dieser wissenschaftlichen Tätigkeiten wird immer klarer: Das für die Gesundheit nutzbare Potenzial der Ozeane übersteigt alle bisherigen Erwartungen der Wissenschaftler.

Die Tatsache an sich ist nicht neu, denn aus dem Meer gewonnene Heilmittel sind so alt wie die Menschheitsgeschichte. Viele so genannte »primitive« Kulturen bedienten sich bereits natürlicher Substanzen aus dem Meer – z. B. zur Therapie von Haut- und Magenleiden etc. Zahlreiche dieser Stoffe wurden in den vergangenen Jahrzehnten systematisch auf ihre Wirkweise untersucht, um dann synthetisch hergestellt in modernen Arzneimitteln Verwendung zu finden.

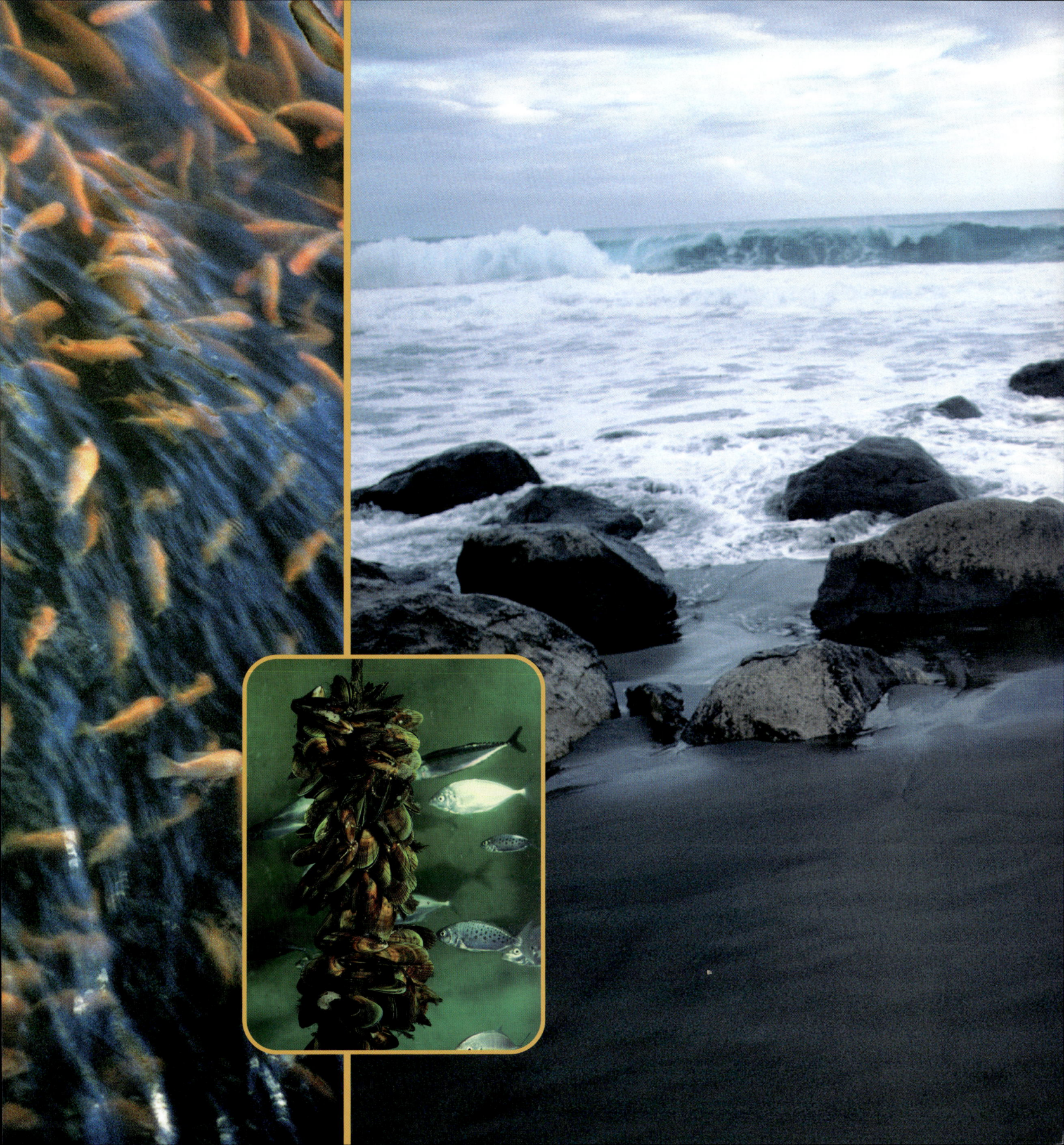

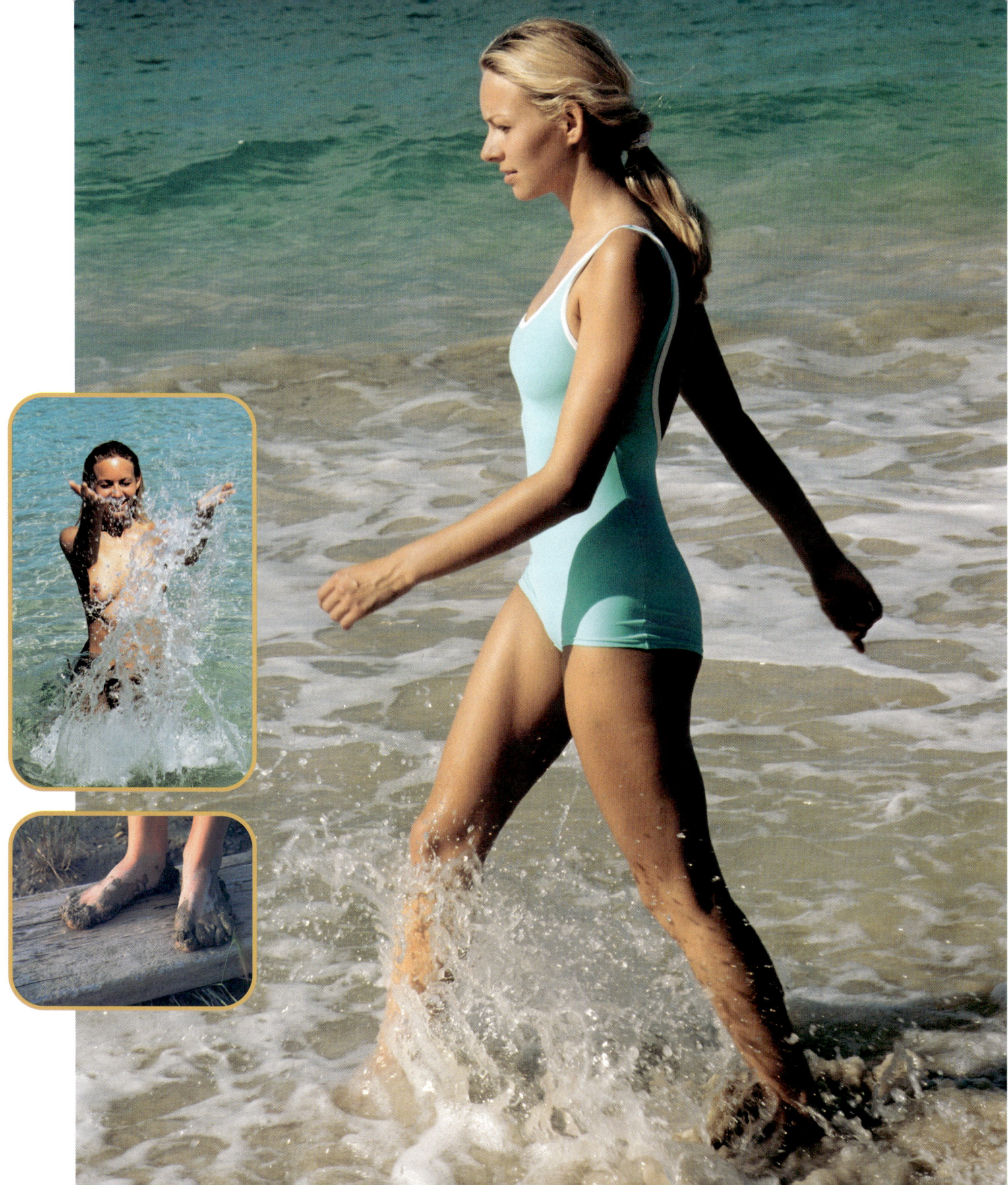

Wissen der Ahnen – Gesundbrunnen Meer

Das Gesundheitspotenzial des Meeres ist überaus facettenreich: Die Seeluft »klärt« die Bronchien – Algenprodukte helfen bei Schilddrüsenproblemen – Lebertran ist wegen seines hohen Gehaltes an Vitamin A und D unschlagbar – und wer schon einmal mit einer Hautwunde in sauberem Meerwasser gebadet hat, wird sich erinnern, dass sie schneller abheilte als ohne den Einfluss des Salzwassers. Um dessen heilende Wirkung bei Brandwunden und Verletzungen der Haut wussten bereits die Seefahrer vergangener Jahrhunderte, und noch heute macht man sich die antibiotischen Effekte des Meerwassers bei der Behandlung der Schuppenflechte und anderer Hautleiden zu Nutze. Beispiel Thalasso-Therapie (Thalasso = Meer): Sie erlebt als Mittel für Wohlbefinden und Schönheit einen regelrechten Boom, kann sie doch bei Hautproblemen, Stoffwechselstörungen oder rheumatischen Beschwerden erstaunliche Erfolge verbuchen.

Aber nicht nur das Wasser des Meeres ist Balsam für unseren Körper, auch die in ihm lebenden Tiere und Pflanzen haben einiges in punkto Gesunderhaltung zu bieten: In Japan, dem Land mit dem weltweit wohl höchsten Pro-Kopf-Konsum von Algen, Schalentieren und rohem Fisch, gelten Meerestiere und -pflanzen seit jeher als schlank machend, ausgleichend und gesundheitsfördernd. Allen voran die Algen: Schätzungen zufolge gibt es 20 000 bis 30 000 verschiedene Algenarten auf der Erde – vom mikroskopisch kleinen, einzelligen Lebewesen bis zum mehr als 30 Meter langen Tang. Algen sind reich an Vitaminen, Mineralstoffen und Spurenelementen, werden in pflegenden Gesichtsmasken oder als Bade- und Duschzusätze verarbeitet und sind als Nahrungsergänzungen wegen ihrer gesundheitsfördernden Effekte auf das Magen-Darm-System sowie bei Haut- und Rheumaerkrankungen sehr geschätzt ... und waren es wohl bereits vor mehreren tausend Jahren. Die winzige Mikroalge Spirulina etwa hat eine besondere Geschichte: Wegen ihres süßlichen Geschmacks und der weißen Farbe, die sie unter Hitze und Trockenheit entwickelt, nehmen einige Forscher an, dass sie der Ausgangsstoff zur Herstellung des »biblischen« Mannas gewesen sein könnte. Zudem gibt es Hinweise darauf, dass bereits die Azteken und Mayas Spirulina als wertvolle Nahrungsquelle zu nutzen wussten. Kaiser Wilhelm II. dachte bereits weiter: Er hatte Pläne in der

VERY BRITISH

Wie die Engländer verwenden viele Nationen Meeresprodukte in ihrer täglichen Ernährung, weil sie den Iod- und Mineralgehalt von Fisch und Algen schätzen. Laver bread, ein in Großbritannien seit Jahrhunderten beliebtes Gebäck, ist ein klassisches Beispiel dafür.

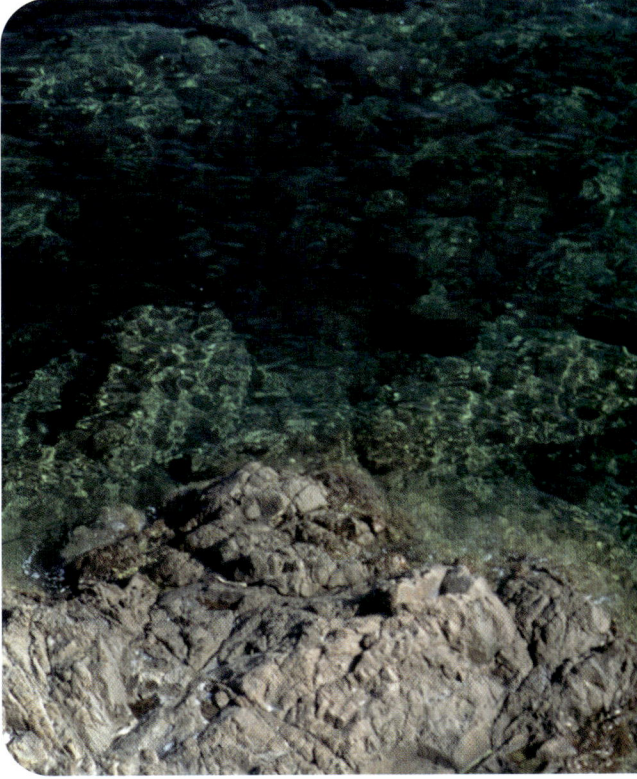

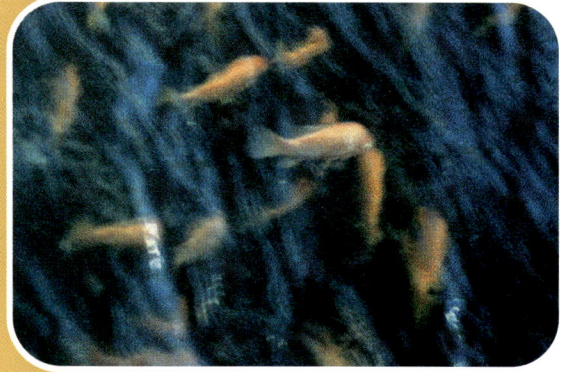

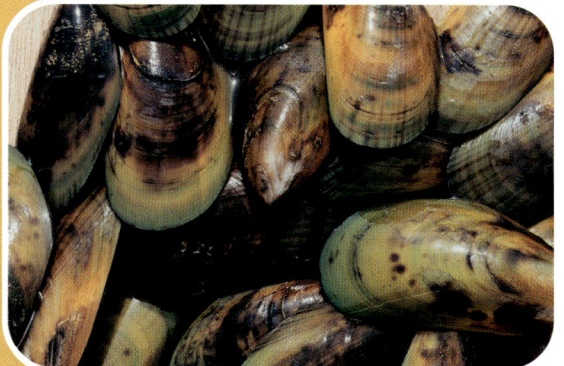

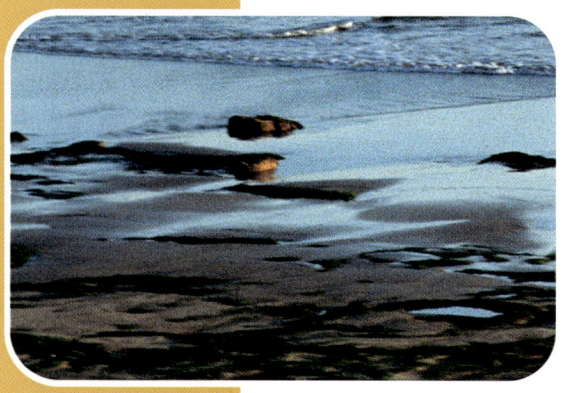

Schublade, wie Algen in größerem Stil angebaut und für den Menschen nutzbar gemacht werden könnten. Allerdings war das Projekt seiner Zeit wohl zu weit voraus und wurde nie realisiert. Heute sind es vor allem die Japaner, die erforschen, wie Algen kommerziell als Nährstoffquelle verarbeitet werden können.

Wegen ihres Nährstoffreichtums und ihrer gesundheitsfördernden Eigenschaften werden neben den Algen vor allem Fische und Schalentiere geschätzt. Wieder ist es Japan, das hier eine Vorreiterrolle übernommen hat. Wissenschaftler versuchen derzeit, aus einer Pazifikauster Taurin zu extrahieren. Man geht davon aus, dass der Stoff bei Zuckerkranken die Insulinproduktion anregen kann.

Natürliche Aufbaustoffe für die Gelenke

Vor den sauberen Küsten Neuseelands ist eine weitere Muschel zu Hause, die wegen ihrer gesundheitsfördernden Effekte geschätzt und von den dort lebenden Menschen schon seit Jahrhunderten als nährstoffreiches Lebensmittel verzehrt wird. Insbesondere ist sie auf dem Speiseplan der Ureinwohner Neuseelands, der Maoris, anzutreffen. Bei diesem Volk waren entzündliche Gelenkprozesse in der Vergangenheit sehr selten. Eine nähere Untersuchung ihrer Ernährungsgewohnheiten ergab, dass ihr hoher Konsum an rohen Schalentieren wie den Grünlippmuscheln sie offenbar gegen derartige Krankheiten »immunisierte«. Erst als die Maoris ihre Essgewohnheiten in den letzten Jahren zunehmend »amerikanisierten«, traten auch bei ihnen immer mehr Gelenkerkrankungen auf.

Die Wirkung der Muschel-Inhaltsstoffe wurde wissenschaftlich mittlerweile eingehend erforscht, und aufgrund der Ergebnisse gilt die Bedeutung des neuseeländischen Schalentiers für die Ernährung und die Gesundheit der Gelenke als gesichert. Wegen ihrer herausragenden Stellung als wertvoller Aufbaustoff für unsere Gelenke wollen wir die Grünlippmuschel, ihren Lebensraum, ihre Wirkung, Verzehrformen und therapeutischen Anwendungsmöglichkeiten auf den folgenden Seiten näher betrachten.

Die Grünlippmuschel liefert wertvolle Nahrungsbausteine für unsere Gelenke und unser Bindegewebe.

Die Kraft der Grünlippmuschel

Wie alle Meeresbewohner nutzt die neuseeländische Grünlippmuschel mit dem wissenschaftlichen Namen *Perna canaliculus* das Potenzial des Ozeans und reichert seine Nährstoffe in ihrem Organismus an. Als Nahrungsmittel kommen diese letztendlich uns Menschen zugute. Die Muschel findet dabei aber nicht nur als gehaltvolle Delikatesse in der Küche Verwendung, sondern sie bietet sehr viel mehr: Das aus ihr gewonnene Konzentrat ist eine ideale Nahrungsergänzung, die unseren Körper auf natürliche Weise gesund erhält. Dabei vereint die Grünlippmuschel vor allem solche Substanzen, die speziell für das Bindegewebe und die Gelenke benötigt werden. Grünlippmuschelkonzentrat ist daher für all diejenigen ein wahrer Segen, deren Gelenke stark beansprucht werden oder im Laufe eines langen Lebens beansprucht worden sind – sei es durch sportliche Aktivitäten, monotone Sitzhaltung, Fehl- und Überbelastung am Arbeitsplatz oder Übergewicht.

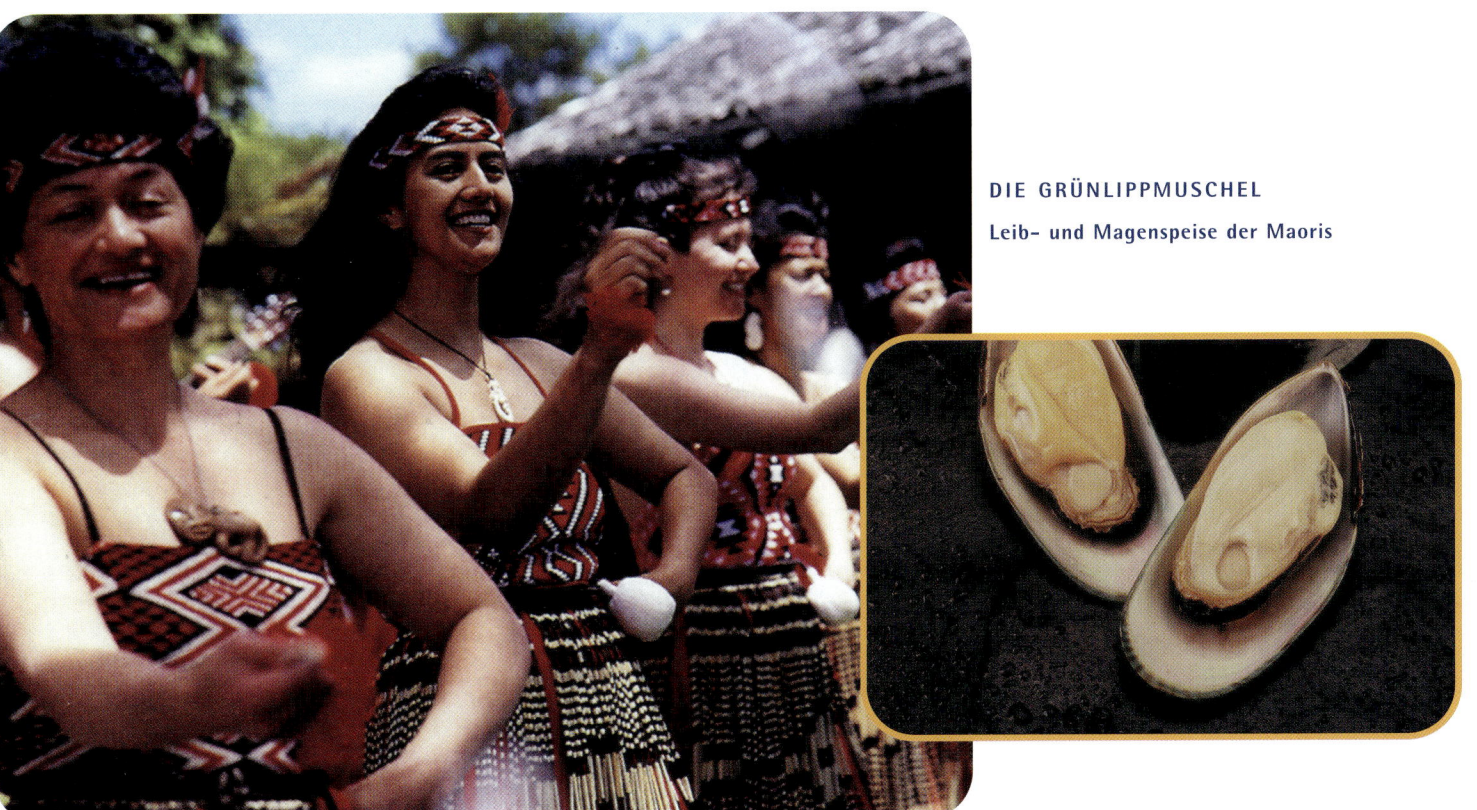

DIE GRÜNLIPPMUSCHEL

Leib- und Magenspeise der Maoris

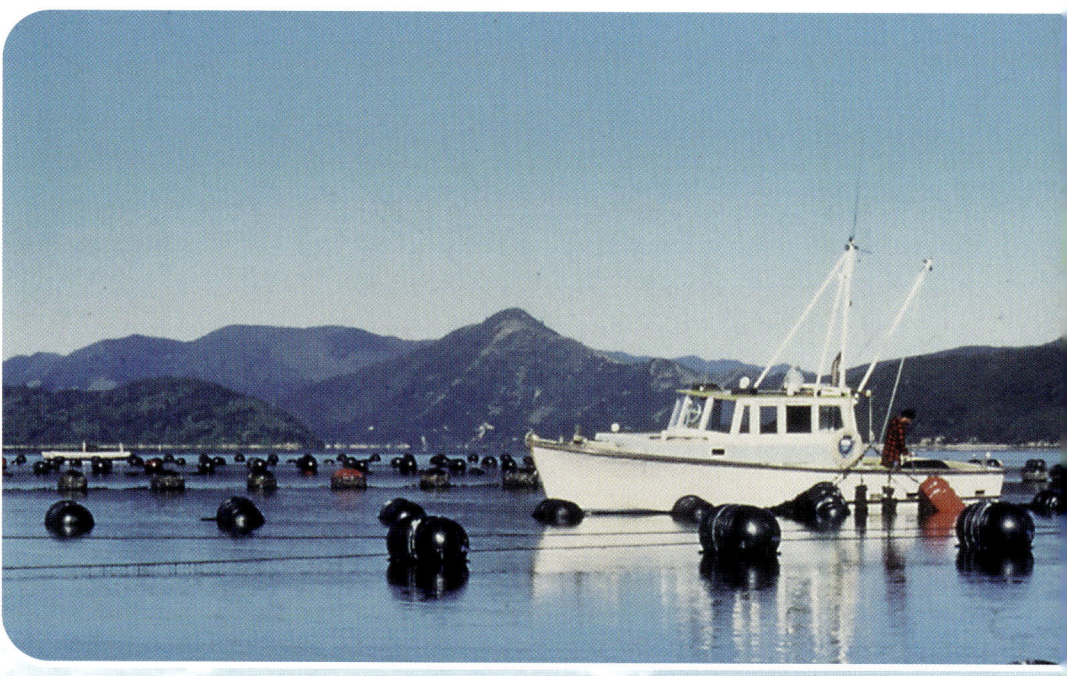

Begehrter Nährstofflieferant aus dem Meer: Die neuseeländische Grünlippmuschel (rechts) hat ein bedeutendes Wirkstoffpotential. Sie liefert Nahrungsbausteine für unsere Gelenke und unser Bindegewebe. Sie wird in den neuseeländischen Marlbourough Sounds (oben) kultiviert.

Grünlippmuscheln sind an den Küsten Neuseelands zu Hause

Grünlippmuscheln ähneln äußerlich den hiesigen Miesmuscheln, sind aber viel größer. Tagaus, tagein gehen sie einer einzigen Beschäftigung nach: Aus ihrem Lebensraum, dem Ozean, filtern sie unermüdlich lebensnotwendige Substanzen heraus und reichern sie in ihrem Körper an. Grünlippmuscheln sind vor den sauberen Küsten Neuseelands zu Hause und werden von den dort lebenden Menschen schon seit Jahrhunderten als gehaltvolles Lebensmittel geschätzt. Insbesondere gehörten sie einst zur Lieblingsspeise der Ureinwohner Neuseelands, der Maoris.

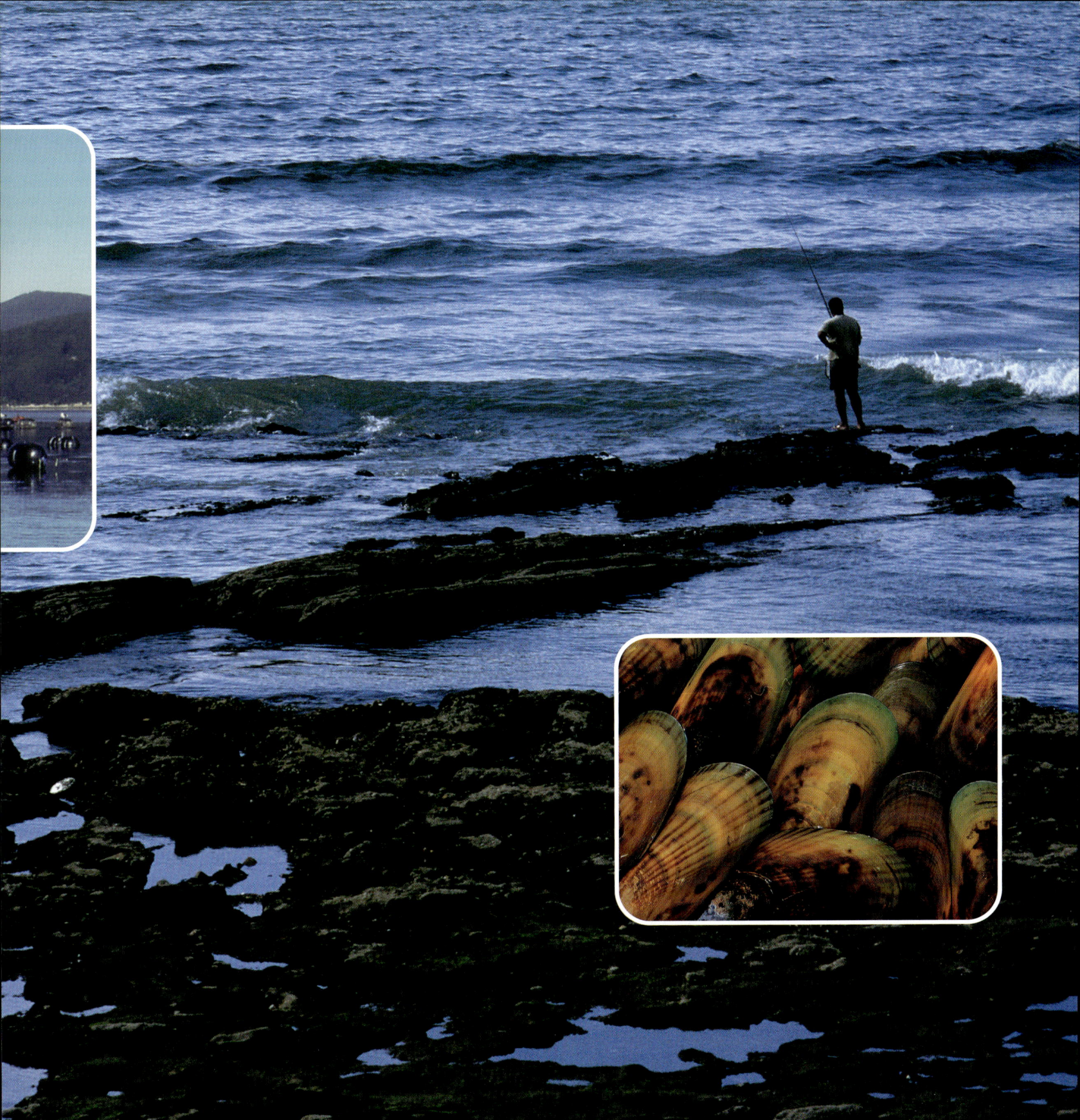

Gelenknahrung aus Muschelkonzentrat

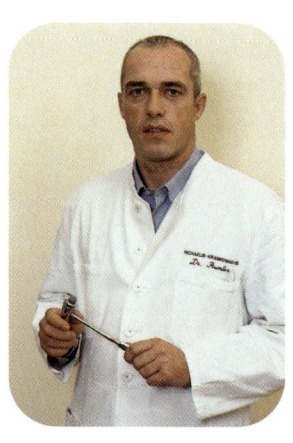

Das aus Grünlippmuscheln gewonnene Konzentrat ist ein Nährstofflieferant mit vielen Vorteilen. Drei davon dürfen getrost als »Säulen der Gelenkversorgung« bezeichnet werden:

1. Plus Der hohe Gehalt an Glukosaminglykanen

2. Plus Der wertvolle Gehalt an mehrfach ungesättigten Omega-3-Fettsäuren

3. Plus Der wichtige Gehalt an Kieselsäure, weiteren Mineralstoffen und Spurenelementen

Alle drei sind Balsam für unsere Gelenke – Meeresprodukte wie die Grünlippmuschel eignen sich daher hervorragend, den Körper mit diesen die Gelenke schützenden, aufbauenden, regenerierenden und entzündungshemmenden Substanzen zu versorgen.

Die Grünlippmuschel ist eine der effektivsten natürlichen Lieferanten von Glukosaminglykanen, der Basis für den Schmiereffekt der Gelenkschmiere.

Balsam für die Gelenke – Glukosaminglykane entscheiden über die Qualität der Gelenkschmiere

Die hervorstechendste Eigenschaft der Grünlippmuschel als Gelenknahrung ist der im Vergleich zu anderen Lebensmitteln um ein Vielfaches höhere Gehalt an Glukosaminglykanen (in der Literatur auch Glykosaminoglykane oder Glukosa-

Gelenknahrung par excellence – diese Stoffe kommen Ihren Gelenken besonders zugute:

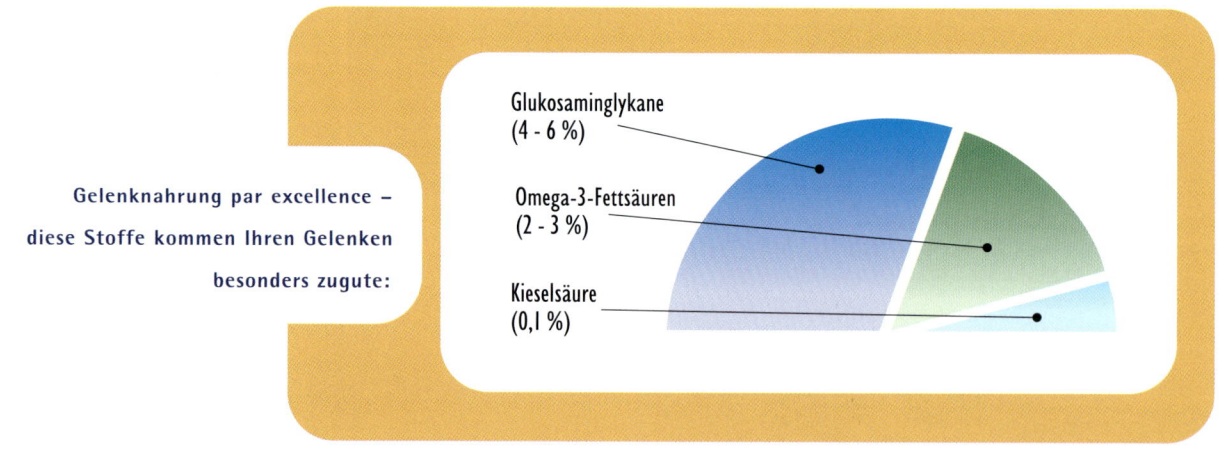

Glukosaminglykane
(4 - 6 %)

Omega-3-Fettsäuren
(2 - 3 %)

Kieselsäure
(0,1 %)

minoglykane genannt). Die Menge liegt bei 4 bis 6 Prozent der Trockensubstanz und kann vom Menschen im Vergleich zu den in tierischen Produkten enthaltenen Glukosaminglykanen hervorragend verwertet werden. Was macht nun die große Bedeutung der Glukosaminglykane für die Gelenke aus? Um diese Frage zu beantworten, machen wir einen Ausflug in die Biochemie.

Aminozucker – Schmiermittel für die Gelenke

Glukosaminglykane (Kurzform: GAG) sind Aminozucker, die aus kettenförmig aneinander gereihten Einfachzuckermolekülen aufgebaut sind. An diese docken meist Eiweiße an, die aus Aminosäuren bestehen – und gewissermaßen als ihr »Rückgrat« dienen (Heine, 1977). Solche langkettigen Moleküle sind beim Menschen ein natürlicher Bestandteil der Gelenkschmiere und des Gelenkknorpels sowie des Bindegewebes in der Haut.

Glukosamin ist der charakteristische Grundbaustein der Glukosaminglykane. Chemisch unterscheidet sich Glukosamin von dem Zucker Glukose nur durch eine zusätzliche Aminogruppe, die allerdings für die einzigartigen Eigenschaften der Glukosaminglykane entscheidend ist. Theoretisch kann der Mensch Glukosamin aus Glukose selbst bilden, die so erzeugte Menge ist aber oft unzureichend. Das gilt besonders für Menschen fortgeschrittenen Alters. Eine ergänzende Zufuhr von Glukosamin in Form von Glukosaminglykanen (z. B. aus Muschelkonzentrat) ist daher ausgesprochen sinnvoll.

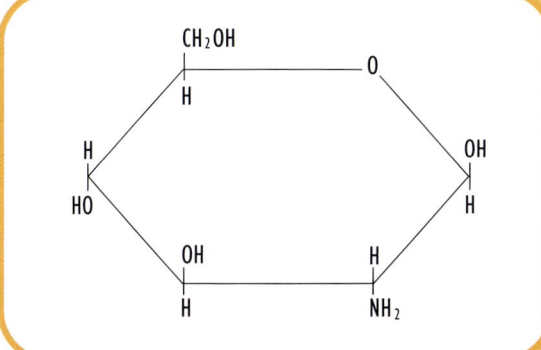

Chemische Struktur des Glukosamins (oben) und der Glukosaminglykane (unten)

Ohne Glukosaminglykane trocknen die Gelenke aus

Glukosaminglykane sind in der Lage, große Mengen Feuchtigkeit zu binden. Diese Eigenschaft ist im wahrsten Sinne des Wortes die Voraussetzung für das »reibungslose« Funktionieren der Gelenke, denn nur bei optimaler Feuchtigkeit ist ein effektiver Schmier- und Puffereffekt der Gelenkflüssigkeiten und die Elastizität der Gelenkknorpel gewährleistet.

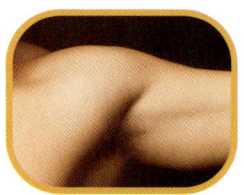

Im gesunden Gelenk unterliegen die Glukosaminglykane ständigen Auf- und Abbauprozessen – im Idealfall bleibt dabei ihre Gesamtmenge gleich. Durch negative Einflüsse infolge sportlicher Überbelastung, Verschleiß, Entzündungsprozessen in den Gelenken oder Nährstoffdefiziten etc. gerät dieses Gleichgewicht jedoch ins Wanken, es werden dann mehr Glukosaminglykane ab- als aufgebaut. Im Anfangsstadium des Gelenkverschleißes z. B. nimmt der Anteil an Glukosaminglykanen in Gelenkschmiere und -knorpel drastisch ab – mit der Folge, dass das Gelenk förmlich »austrocknet«.

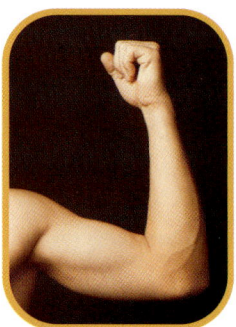

Durch die Zufuhr von Glukosaminglykanen aus der Grünlippmuschel kann dieser Prozess gestoppt werden: Gelenkschmiere und -knorpel binden wieder mehr Feuchtigkeit und können ihre Schmier- und Pufferfunktion somit optimal ausüben. Der »Stress« im Gelenk lässt dadurch nach, und die vorgeschädigte Knorpelschicht kann sich langsam erholen.

Glukosaminglykane helfen Gelenken, sich zu regenerieren

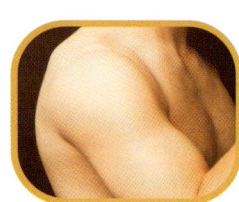

Viele Jahre ging man davon aus, Knorpelschäden seien grundsätzlich irreparabel. Grund für diese Annahme war die Unterstellung, dass der Gelenkknorpel eine Art totes Gewebe sei, das keine Fähigkeit zur Regeneration besitze. Mit Hilfe bahnbrechender Studienergebnisse ist diese Vorstellung in den letzten Jahren mehr und mehr widerlegt worden. So kommt es, dass sich neuerdings vermehrt Ernährungsmediziner und Lebensmittelkundler in die Diskussion einschalten und sich für eine aktive Unterstützung des Gelenkknorpels durch Nahrungsergänzungen aussprechen.

Im Mittelpunkt des Interesses stehen dabei stets Gesundheitsprodukte, die Glukosaminglykane bzw. deren Grundbausteine, die Glukosamine, enthalten. Nur wenn genügend dieser Aminozucker in den Gelenken vorhanden sind, stimmt die zähe Konsistenz der Gelenkschmiere – diese kann den Gelenkknorpel optimal ab-

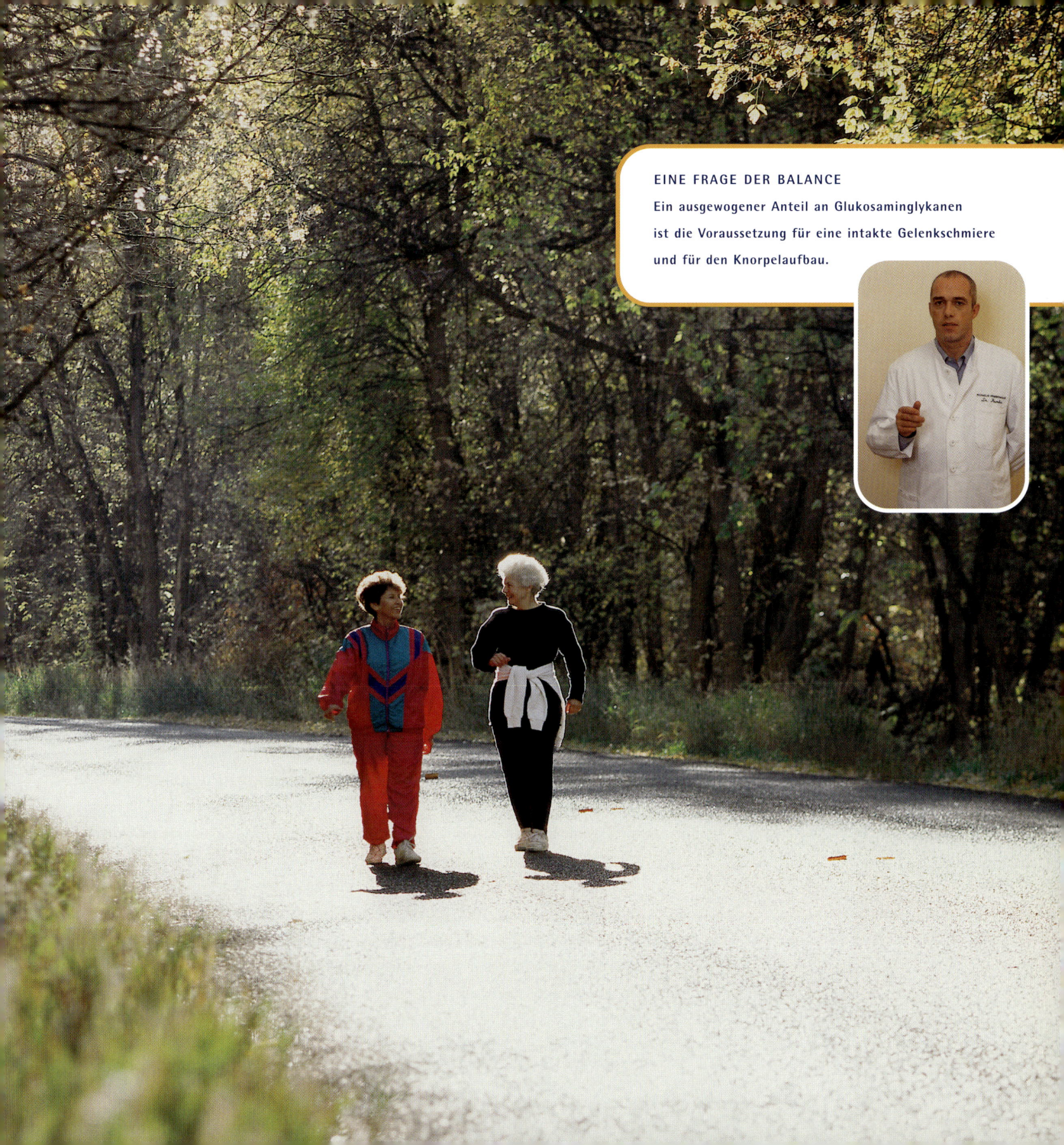

EINE FRAGE DER BALANCE

Ein ausgewogener Anteil an Glukosaminglykanen
ist die Voraussetzung für eine intakte Gelenkschmiere
und für den Knorpelaufbau.

Glukosamin erhöht die Synthese vieler wichtiger Knorpelbestandteile – darunter die der Glukosaminglykane und des Kollagens. Glukosamine sind die Grundbausteine der Glukosaminglykane.

puffern und so vor Verschleißerscheinungen schützen. Über die Gelenkschmiere gelangt Glukosamin auch in das Knorpelgewebe der Gelenke, wo es als Baumaterial für die Grundsubstanz des Knorpels dient (siehe Seite 73) und zur Neubildung von Kollagen und anderen Knorpelbausteinen führt (Mc Carthy, 1994). Dieser Neuaufbau funktioniert allerdings nur, wenn überhaupt noch Knorpel vorhanden ist. Ist das Gewebe völlig zerstört – Mediziner sprechen von einer »Knorpelglatze« – gibt es kein Zurück mehr.

» EXKURS Glukosaminglykane der Grünlippmuschel – ihr Siegeszug als Gelenknahrung begann vor 35 Jahren

Bei der Suche nach potenziellen Krebsmitteln aus Meeresorganismen stießen amerikanische Wissenschaftler vor etwa 35 Jahren in den Küstengewässern Neuseelands auf die Grünlippmuschel. Die Versuche mit Konzentraten aus diesen Muscheln ergaben zwar keine tumorzellhemmende Wirkung, wohl aber eine erstaunliche Wirksamkeit bei Entzündungen. Die Amerikaner verloren daraufhin das Interesse und reichten ihre Ergebnisse an ihre neuseeländischen Kollegen weiter. Deren Forschungen seit Anfang der 70er Jahre ist es zu verdanken, dass wir heute um die Nährstoffbedeutung der Grünlippmuschel bei der Knorpelregeneration menschlicher Gelenke wissen. « «

Erste Wahl der Knorpel schützenden Ernährungsprodukte

Da die Glukosaminglykane der Grünlippmuschel nicht nur nachweislich für eine zähflüssige Konsistenz der Gelenkschmiere sorgen, sondern auch zur Bildung und optimalen Struktur des Knorpelgewebes beitragen, zählen sie inzwischen zur ersten Garde der Knorpel schützenden Ernährungsprodukte. Denn: Während handelsübliche chemische Präparate gegen Gelenkerkrankungen meist nur schmerzlindernd wirken, die Synthese von Bindegewebsprotein und Gelenkschmiere nicht verbessern und der Verschleiß sogar voranschreitet, kann mit der frühzeitigen Zufuhr von Glukosaminglykanen der Verlauf von Verschleißerscheinungen nachweislich gebremst werden.

Schmerzfreiheit durch Glukosamin

Neuere Forschungsergebnisse haben gezeigt, dass auch reines Glukosamin für Arthrotiker hilfreich ist (siehe hierzu auch die folgende Doppelseite) – und das ohne jedes Risiko. In den USA mit ihren wesentlich strengeren Lebens- und Arzneimittelrichtlinien ist Glukosamin frei im Handel erhältlich. Als Zusatz zu diversen Nahrungsergänzungen wird es als »Knorpelnahrung« millionenfach verkauft.

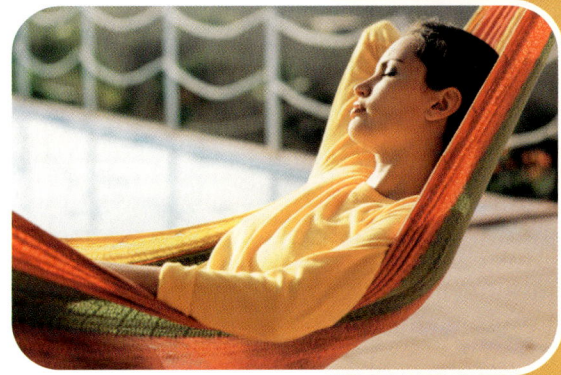

Dr. Jason Theodosakis beschreibt in seinem Buch »Die Arthrose-Kur« sehr detailliert diverse Aufsehen erregende Studien zur Wirkung von Glukosamin. Eine der umfangreichsten wurde in Portugal durchgeführt, wo man 252 Ärzte bat, die Auswirkungen einer Nahrungsergänzung durch Glukosamin an ihren Patienten zu dokumentieren. So konnten binnen Kürze über 1200 Arthrosepatienten gewonnen werden, die sich bereit erklärten, über einen Zeitraum von zwei Monaten täglich 1,5 Gramm Glukosamin zu sich zu nehmen. Um eine genaue Bewertungsskala für die individuelle Symptombeschreibung zu finden, teilte man die Schmerzempfindung in vier Stufen ein: Die Teilnehmer sollten ihre Schmerzsymptome in Ruheposition, im Stand, bei körperlichen Übungen und mäßigen passiven und aktiven Bewegungen festhalten. Die täglich notierten Ergebnisse übertrafen alle Erwartungen: 95 Prozent der Teilnehmer beurteilten die Wirkung des Glukosamins als gut bis ausreichend und bejahten eine kontinuierliche Abnahme der Schmerzen. Nach jeweils sechs und zwölf Wochen wurden die Teilnehmer erneut befragt: Die Schmerzlinderung hielt bei nahezu allen weiterhin an.

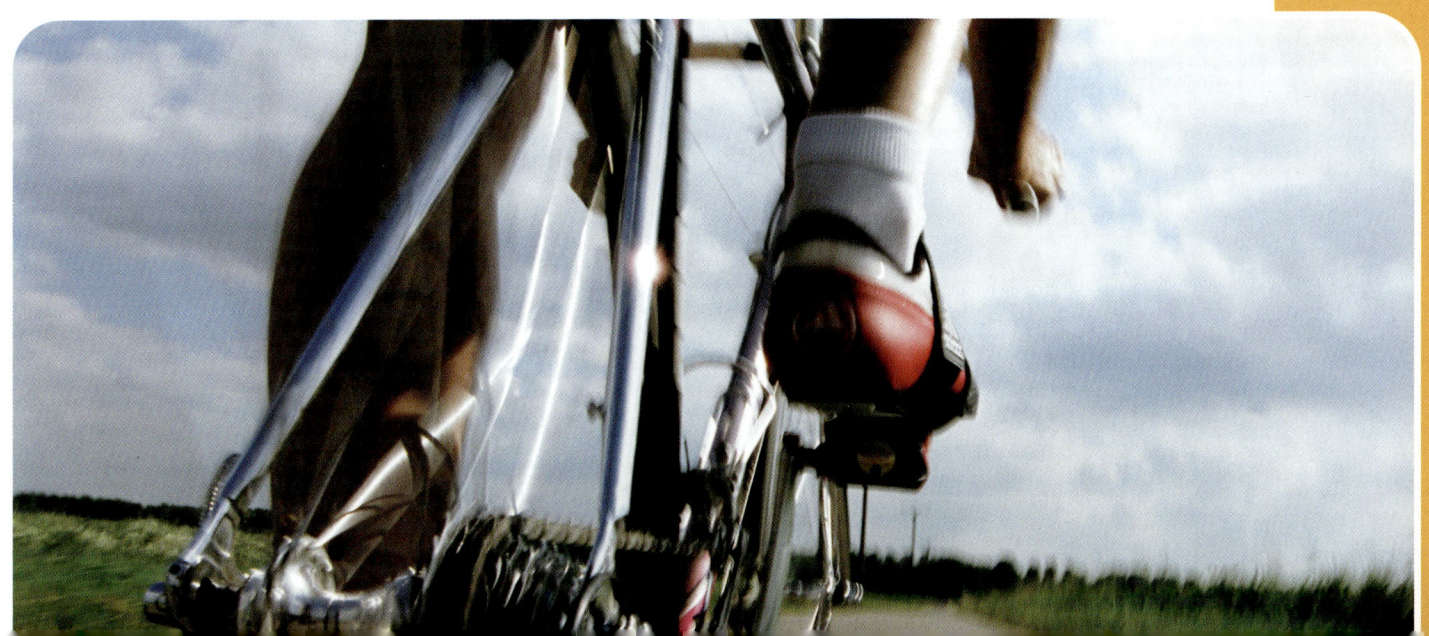

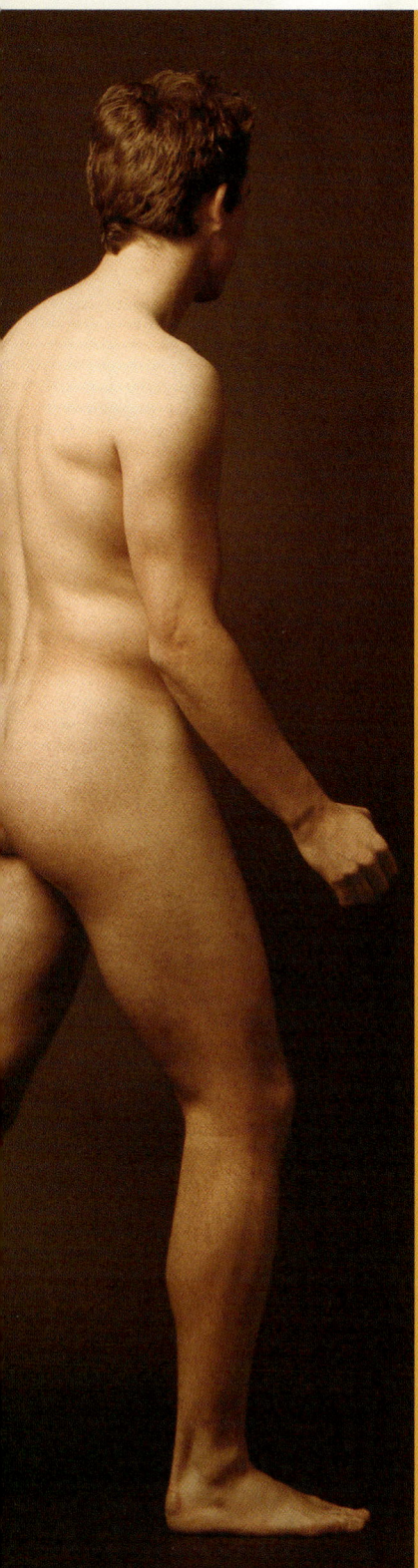

Wissenschaftlich bewiesen: Studien über die Wirksamkeit von Glukosamin bei Arthrose

In den vergangenen Jahrzehnten wurde die Wirksamkeit von therapeutisch dosierten Glukosaminen bei Gelenkerkrankungen in einer Vielzahl von Studien und wissenschaftlichen Arbeiten untersucht und belegt. Hier eine kleine Auswahl:

● Das Fortschreiten einer Kniearthrose kann durch eine tägliche Zufuhr von Glukosamin gestoppt werden. So lautet das Resultat einer dreijährigen Studie unter der Leitung von Professor Jean-Yves Reginster aus Lüttich / Belgien. Die Untersuchung wurde an 212 Patienten mit Kniearthrose durchgeführt. Diese erhielten drei Jahre lang Glukosamin bzw. zur Kontrolle ein unwirksames Scheinmedikament (Plazebogruppe). Das Ergebnis: Die mit den Glukosaminen behandelten Studienteilnehmer wiesen innerhalb des Versuchszeitraums keinen weiteren Knorpelverlust auf. Auch der Gelenkspalt hatte sich bei ihnen nicht weiter verengt – wie beim »normalen« Verlauf einer Arthrose zu erwarten gewesen wäre. Demgegenüber war bei der Plazebogruppe eine durchschnittliche Verringerung des Gelenkspaltes zu beobachten. Schmerzen, Beweglichkeit und Schwellung der Gelenke wurden im Rahmen der Studie ebenfalls ermittelt. In der Gruppe, die Glukosamin erhielt, trat eine deutliche Besserung dieser Parameter um durchschnittlich 20 bis 25 Prozent ein, bei den mit Scheinmedikamenten Behandelten hatten sich die Werte nach drei Jahren dagegen im Schnitt verschlechtert.

(Quelle – Orales Glukosamin bremst die Gonarthrose;

in: Ärzte-Zeitung, 15.2.2001)

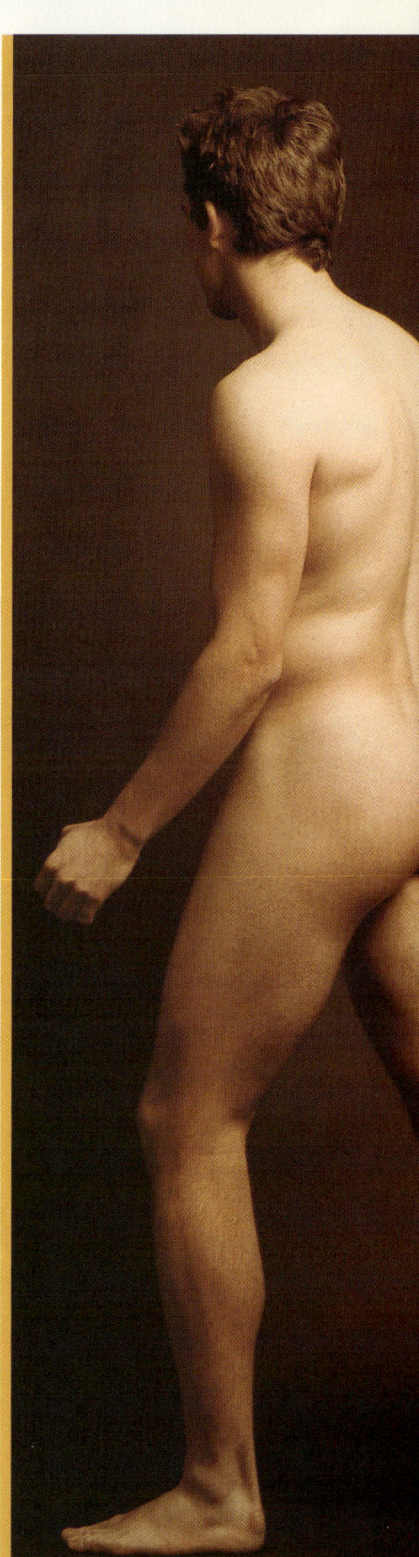

● Im Rahmen einer Studie von Noack et al. wurden 252 Personen, die an Kniearthrose litten, vier Wochen lang mit Glukosamin bzw. einem Scheinmedikament therapiert. Auch hier war das Ergebnis eindeutig: Die mit der Arthrose einhergehenden Beschwerden nahmen in der Glukosamingruppe im Vergleich zur Plazebogruppe signifikant ab.

(Quelle – Gonarthrose – aktuelle Aspekte der
Therapie mit Glukosaminsulfat; in: Fortschritte der Medizin,
115. Jahrgang, 1998, Supplement 183, S. 9)

● Drovanti et al. berichten über eine Studie an 80 Arthrosepatienten, die 30 Tage lang mit Glukosamin bzw. einem Scheinmedikament behandelt wurden. Das Resultat lässt kaum einen Zweifel an der Wirksamkeit der Substanz aufkommen: Nach einem Monat waren die Symptome bei 72 Prozent der mit Glukosamin therapierten Personen zurückgegangen, während in der mit dem Scheinpräparat behandelten Vergleichsgruppe nur bei 36 Prozent eine Besserung eintrat.

(Quelle – Deal, C. L.: Nutraceuticals as therapeutic agents
in osteoarthritis; in: Rheumatic Disease Clinics of North America,
Volume 25, Nr. 2, 5/1999, S. 384)

● Dass Schmerzen, die bei Verschleißerscheinungen in den Gelenken auftreten, durch die Gabe von Glukosamin nachlassen, bewiesen auch Vajaradul und seine Kollegen in einer Studie, an der insgesamt 54 Arthrosepatienten teilnahmen. 28 Versuchsteilnehmer erhielten Glukosamin, 26 ein Scheinmedikament. Nach vier Wochen waren 13 Patienten der Glukosamingruppe schmerzfrei, während dies nur bei zwei Personen der Plazebogruppe der Fall war.

(Quelle – Deal, C. L.: Nutraceuticals as therapeutic agents
in osteoarthritis; in: Rheumatic Disease Clinics of North America,
Volume 25, Nr. 2, 5/1999, S. 384)

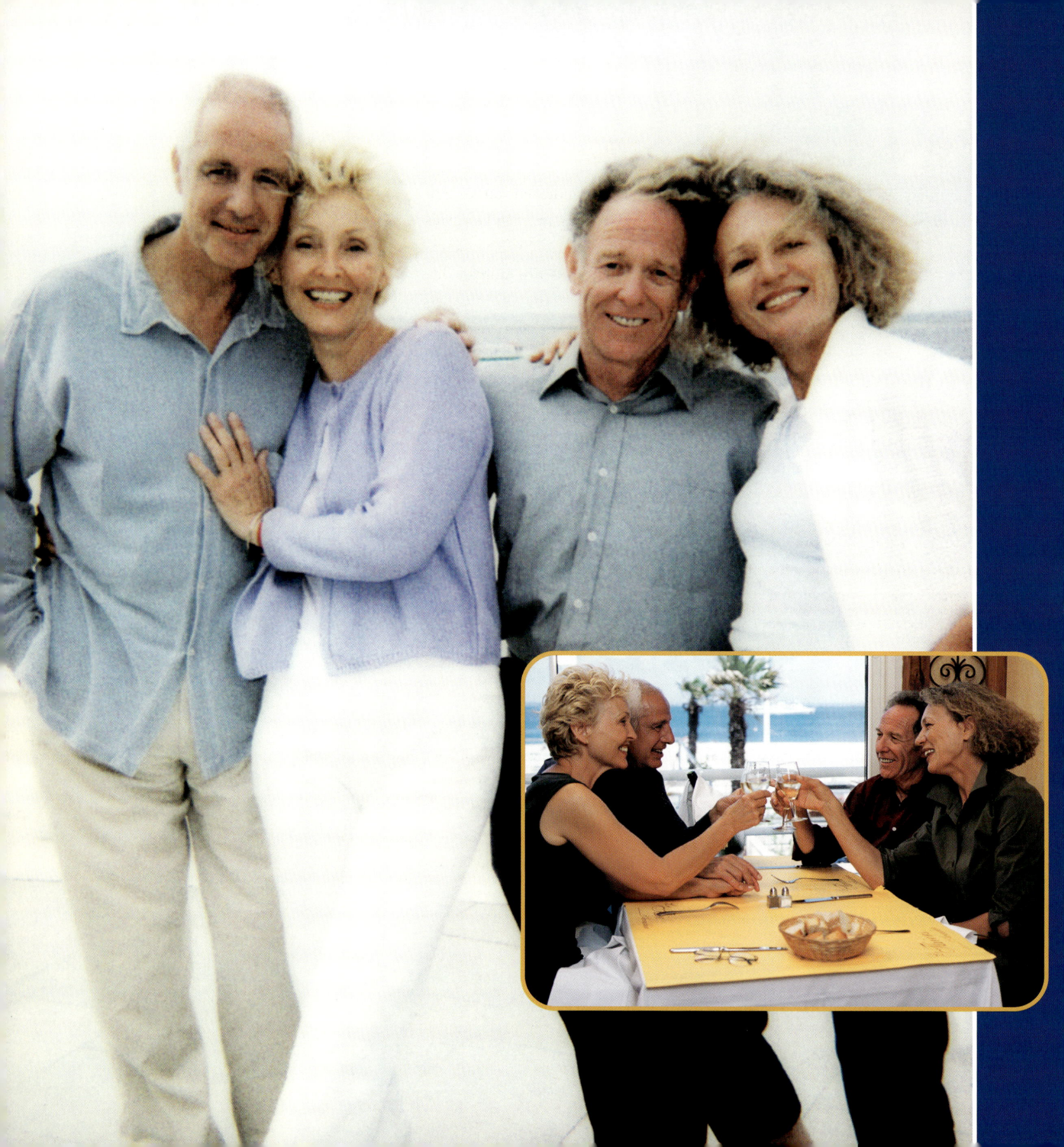

Wie bekomme ich genug Glukosaminglykane?

Glukosaminglykane kann unser Körper aus Zucker und Bestandteilen von Aminosäuren zwar selbst zusammensetzen – aber nur begrenzt. In bestimmten Lebenssituationen (siehe auch die Seiten 79 ff.) kann es daher trotzdem zu Defiziten kommen. In diesen Fällen empfiehlt es sich, unserem Organismus die Aufbaustoffe sicherheitshalber über die Nahrung bereitzustellen – z.B. in Form von Muschelkonzentrat. Die Glukosaminglykane aus der Grünlippmuschel haben den Vorteil, dass sie unseren körpereigenen Knorpelbestandteilen in ihrer Grundstruktur sehr ähnlich sind, vom Bindegewebe der Gelenke ausgezeichnet toleriert und in hohem Maße in dieses eingebaut werden. Wissenschaftler sprechen von einer nahezu 100-prozentigen »Bioverfügbarkeit« der Glukosaminglykane (Reuss / Wodick, 1995).

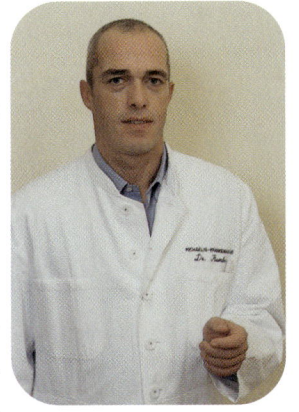

Glukosaminglykane kann der Mensch aber nicht nur über die Grünlippmuschel, sondern auch über andere tierische Nahrungsquellen aufnehmen. Dazu zählen hauptsächlich Knorpel, Sehnen, Blutgefäße und Augen vom Rind und anderen Nutztieren – Dinge, die aus naheliegenden Gründen weitestgehend von unseren Speisezetteln verschwunden sind: Spätestens nach Auftauchen des BSE-Erregers dürfte den meisten der Appetit auf diese Glukosaminglykan-Quellen vergangen sein.

Aber selbst wer nach wie vor von einer Markklößchensuppe, Knochensülze oder einem Wurstebrei schwärmt, darf nicht unbedingt mit einer ausreichenden Aufnahme der Substanz rechnen. Denn der Verzehr dieser an sich relativ glukosaminglykanreichen Nahrungsmittel liefert vergleichsweise geringe Mengen, weil der Mensch derlei Bindegewebsstrukturen nur sehr unvollständig verdauen und verwerten kann. Hinzu kommt, dass Glukosaminglykane durch Hitze, also beim Kochen, zum großen Teil zerstört werden.

Auch Milch enthält Glukosamin und ist für Vegetarier oft die einzige Quelle, um wenigstens ein bisschen von dieser gelenkaufbauenden Substanz über die Nahrung aufzunehmen.

WAS IST BIOVERFÜGBARKEIT? Wir nehmen täglich Hunderte von verschiedenen Substanzen mit der Nahrung auf. Nicht alle kann unser Körper im gleichen Maß für sich nutzen. Die »Ausbeute« und die Geschwindigkeit der Nährstoffverwertung bestimmt den Grad der Bioverfügbarkeit.

Ein Leben ohne Schmerzen bedeutet ein hohes Maß an Lebensqualität.

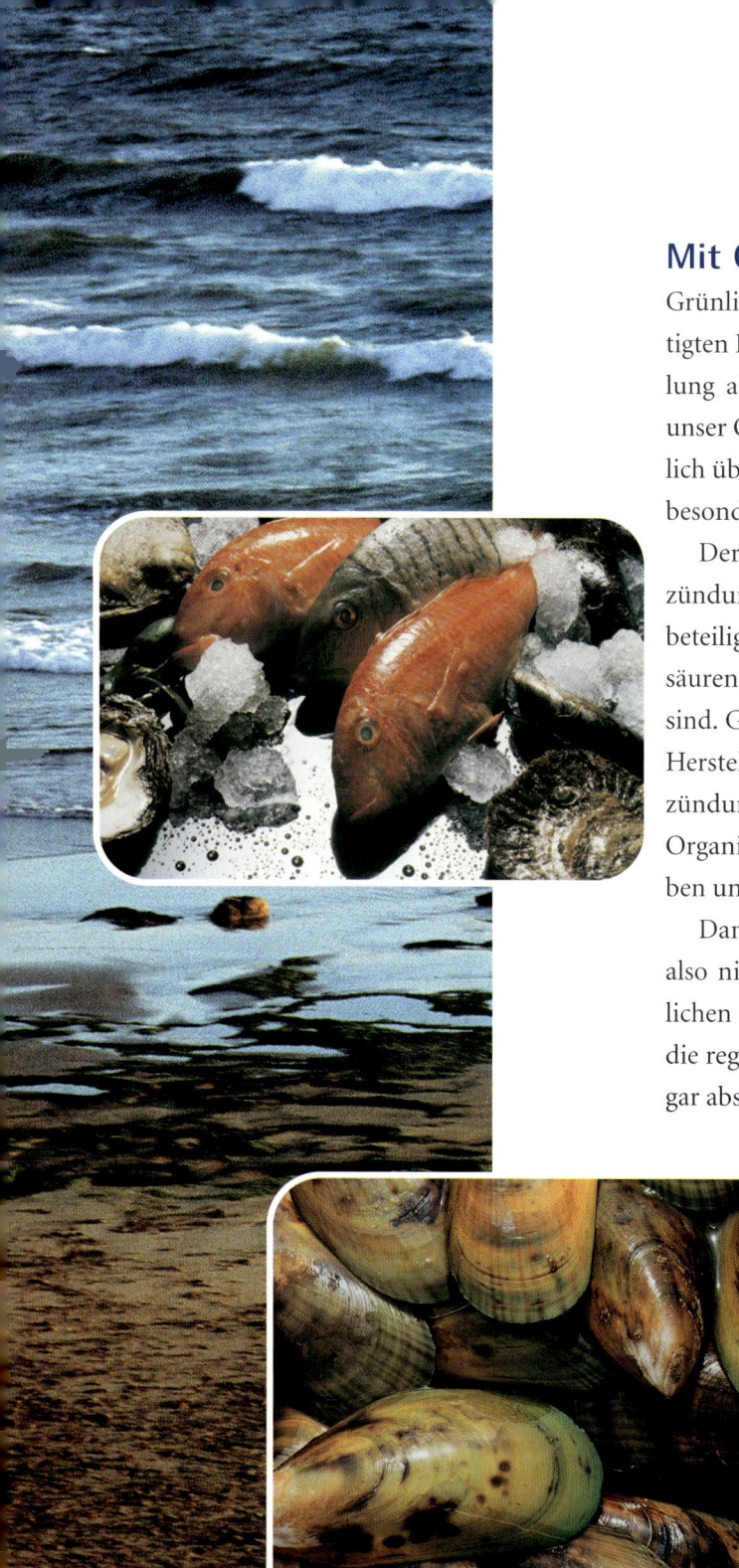

Mit Omega-3-Fettsäuren gegen Entzündungen

Grünlippmuscheln nehmen aufgrund ihres hohen Gehaltes an mehrfach ungesättigten Fettsäuren, insbesondere den Omega-3-Fettsäuren, eine herausragende Stellung als Nährstofflieferanten für den Menschen ein. Omega-3-Fettsäuren kann unser Organismus nur sehr eingeschränkt selbst herstellen, sie müssen also zusätzlich über die Nahrung zugeführt werden. Für unsere Beweglichkeit spielen sie eine besondere Rolle.

Der Hintergrund: So genannte Prostaglandine sind an der Entstehung von Entzündungsprozessen überall in unserem Organismus, also auch in den Gelenken, beteiligt. Sie werden in unserem Körper aus speziellen Fettsäuren, den Arachidonsäuren, hergestellt, die in Lebensmitteln tierischer Herkunft reichlich enthalten sind. Gegenspieler der Arachidonsäuren sind die Omega-3-Fettsäuren, welche die Herstellung von Prostaglandinen aus Arachidonsäuren hemmen und damit Entzündungsprozessen entgegenwirken. Fazit: Je mehr Omega-3-Fettsäuren unser Organismus z. B. in Form von Muschelkonzentrat aufnimmt, desto gesünder bleiben unsere Gelenke – und das auf ganz natürliche Weise.

Dank ihres hohen Anteils an Omega-3-Fettsäuren hilft die Grünlippmuschel also nicht nur, die Gesundheit der Gelenke zu bewahren, sondern bei entzündlichen Gelenkerkrankungen wie einer aktivierten Arthrose oder Polyarthritis kann die regelmäßige Zufuhr von Muschelkonzentrat in therapeutischer Dosierung sogar abschwellend wirken und die morgendliche Gelenksteifigkeit reduzieren.

Wie hoch ist der Bedarf?

Wie beim Spurenelement Iod besteht besonders für Menschen, die in küstenfernen Bereichen leben und selten Fisch essen, die Gefahr eines Defizits an Omega-3-Fettsäuren. Aufgrund einer eventuell drohenden Unterversorgung wurde in Frankreich im Sommer 2001 erstmals eine mit essenziellen Omega-3-Fettsäuren angereicherte Trinkmilch für den Markt zugelassen!

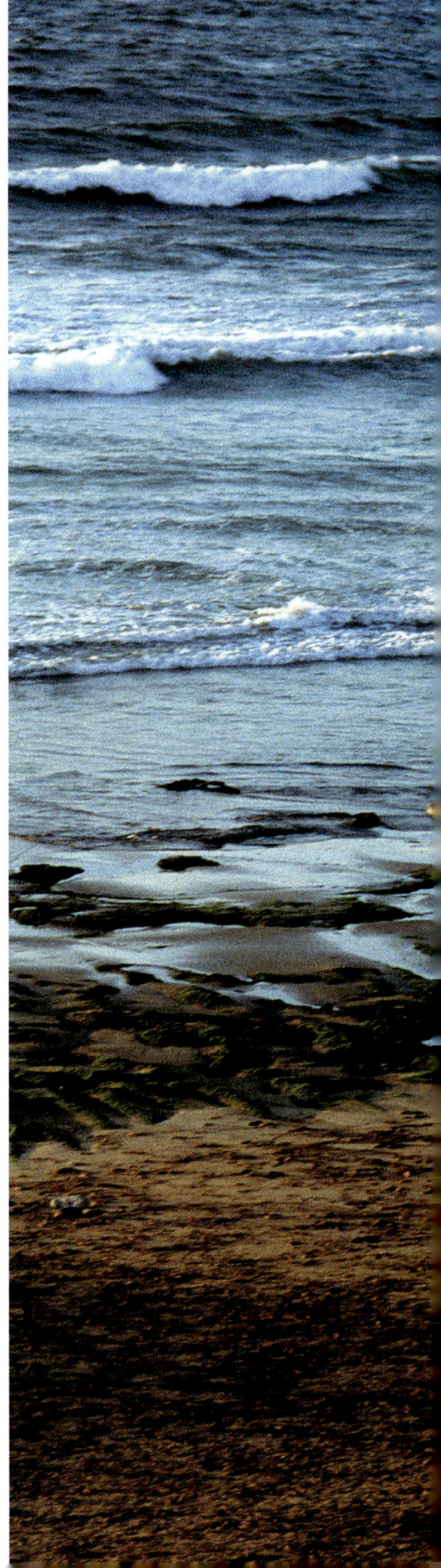

EXKURS Die Erfolgsstory der Omega-3-Fettsäuren

Englische Forscher notierten bereits vor über 50 Jahren, dass bestimmte »Zivilisationsleiden« wie Herzinfarkt oder Arthritis unter kanadischen Eskimos so gut wie unbekannt sind. Das war um so erstaunlicher, als ein Eskimo weitaus mehr vermeintlich »schädliche« tierische Fette verzehrt als z.B. ein durchschnittlicher US-Amerikaner. Als man der Sache auf den Grund ging, stieß man auf die Omega-3-Fettsäuren. Sie werden von Fischen, Algen und einigen Meerespflanzen gebildet. Vom Menschen aufgenommen, sind Omega-3-Fettsäuren in therapeutischer Dosierung in der Lage, krankhaft erhöhte Blutfettwerte deutlich zu reduzieren, und beugen somit dem Entstehen von Arteriosklerose (Arterienverkalkung) vor. Das Forschungsinteresse war weltweit geweckt, man schenkte den Fettsäuren immer mehr Aufmerksamkeit. Schließlich fand man heraus, dass Omega-3-Fettsäuren auch antibiotisch wirken und einen schmerzlindernden und abschwellenden Effekt auf entzündete Gelenke haben.

Bessere Argumente für den Verzehr der mehrfach ungesättigten Omega-3-Fettsäuren konnte es nicht geben – weshalb sich Nahrungsmittelergänzungen mit diesem Inhaltsstoff auch zum Kassenschlager entwickelt haben. Denn Hand aufs Herz: Wer will schon täglich Fisch als Hauptmahlzeit?

Rückblickend darf als sicher gelten, dass der hohe Konsum an rohen Meeresbewohnern wie Grünlippmuscheln und der damit verbundene reichliche Verzehr von Omega-3-Fettsäuren bei den Maoris maßgeblich zur Gelenkgesundheit beigetragen hat. Denn wie bereits erwähnt wurde, waren Gelenkbeschwerden den Ureinwohnern Neuseelands bis vor ein paar Jahrzehnten nahezu fremd.

Grundsätzlich gilt: Wer mehr als zwei Gramm Muschelkonzentrat pro Tag zu sich nimmt – das entspricht der therapeutischen Dosierung der Grünlippmuschel (siehe auch Seite 76) –, der führt seinem Körper etwa 40 bis 60 Milligramm Omega-3-Fettsäuren zu. Verglichen mit Schätzungen für die erforderliche Mindestzufuhr von 150 Milligramm Omega-3-Fettsäuren pro Tag (Werkhof, 1998) wäre das eine Bedarfsdeckung von etwa 30 bis 40 Prozent. Zu bedenken ist, dass es sich bei den genannten Werten um Richtwerte für gesunde Menschen handelt. Der Bedarf an Omega-3-Fettsäuren ist bei Gelenkerkrankungen sehr viel höher.

Gesundheit aus dem Meer: Neben Grünlippmuscheln sind
vor allem Fische reich an Omega-3-Fettsäuren.

Kieselsäure – Aufbaustoff der besonderen Art

Etwa 0,1 Prozent des Trockengewichts der Grünlippmuschel besteht aus Kieselsäure. Dies ist, verglichen mit anderen Nahrungsmitteln, ein relativ hoher Wert – vor allem wenn man berücksichtigt, dass die in der Muschel bzw. im Muschelkonzentrat enthaltene Kieselsäure organisch an Muschelkollagene gebunden und durch deren hohe Verdaulichkeit fast uneingeschränkt bioverfügbar ist (Reuss, 1995 und 1999).

Was zeichnet nun die Kieselsäure – genauer: das in ihr enthaltene Spurenelement Silizium – aus? Es unterstützt die Vernetzung von Bindegewebsfasern, verbessert den Feuchtigkeitsgehalt des Bindegewebes, sorgt also für gesunde bindegewebshaltige Strukturen in Knochen und Knorpel und damit für intakte Gelenke (siehe dazu auch Seite 73).

Der Einfluss von Silizium auf das Bindegewebe des Menschen gilt dank jahrzehntelanger Forschung als gesichert. So weiß man, dass ein Siliziumdefizit z.B. zu krankhaften Veränderungen im Knorpelaufbau und zu einer geringeren Knorpelmasse führt (Carlisle, 1988, 1974, 1972); die ausreichende Zufuhr von Silizium dagegen unterstützt die Neubildung von Knorpel und erhält die Gelenke gesund (Bergasa, 1997). Eine ausreichende Versorgung mit diesem Element ist daher bei rheumatischen Erkrankungen von besonderer Bedeutung.

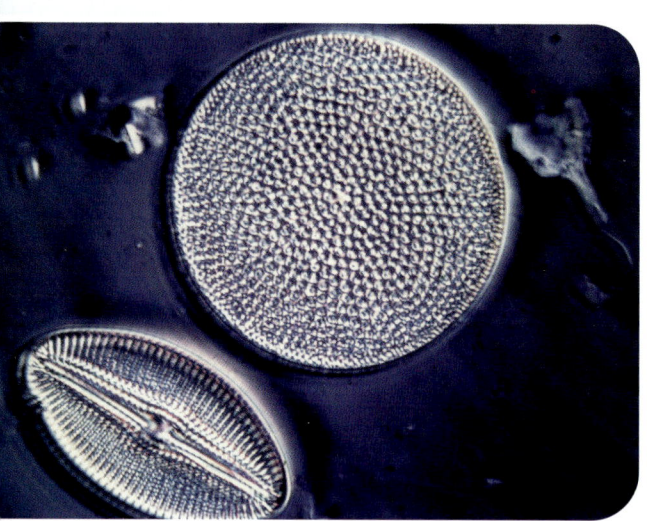

Reicher Ozean: Nicht nur Grünlippmuscheln enthalten viel Kieselsäure, riesige Mengen an Kieselalgen bevölkern seit Jahrmillionen und noch heute die Weltmeere und bergen ein gigantisches Reservoir.

Mineralstoffe und Spurenelemente – das Extra für die Gelenke

Grünlippmuscheln, die in reinem und unbelastetem Meerwasser wachsen, besitzen einen hohen und ausgewogenen Mineralstoff- und Spurenelementgehalt (siehe Tabelle auf Seite 74). Sie filtern diese Substanzen aus dem Wasser heraus, reichern sie im eigenen Organismus an und weisen damit einen höheren Gehalt als das sie umgebende Meerwasser auf. Durch die hohe Bioverfügbarkeit der Mineralstoffe und Spurenelemente kann das Muschelkonzentrat bereits bei der geringen

EXKURS Kieselsäure: Nährstoff für den Gelenkknorpel

Das Bindegewebe der Gelenkknorpel setzt sich aus den Knorpelzellen (Chondrozyten) und der Zwischenzellsubstanz (Kollagenfasern und Grundsubstanz) zusammen. Die Grundsubstanz besteht aus Riesenmolekülen, den so genannten Proteoglykanen – das sind an Eiweißstoffe gebundene Glukosaminglykane, wie sie in Grünlippmuscheln vorkommen –, welche die Fähigkeit besitzen, sehr viel Wasser zu binden. Die Zwischenzellsubstanz hat einen Wassergehalt von etwa 60 bis 80 Prozent; im Alter verliert das Gewebe zunehmend Feuchtigkeit. Diesem Prozess wirkt Silizium bzw. Kieselsäure entgegen: Das Spurenelement hilft, den Proteoglykananteil und damit den Wassergehalt im Gelenkknorpel auf hohem Niveau zu stabilisieren, was für unsere Beweglichkeit wichtig ist.

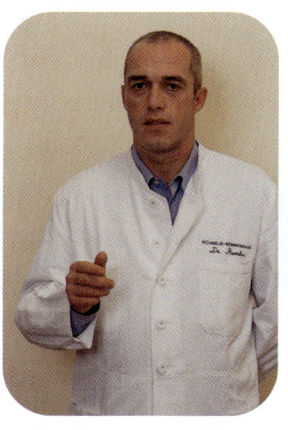

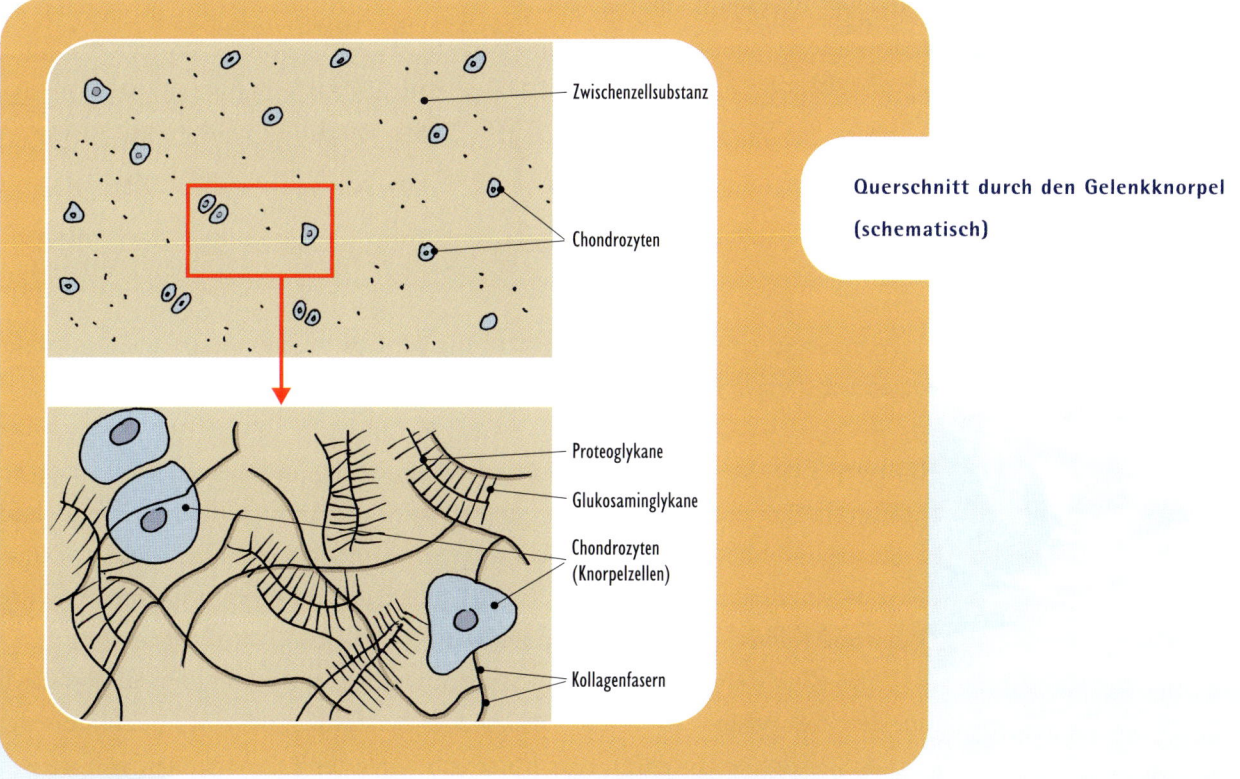

Zwischenzellsubstanz

Chondrozyten

Proteoglykane

Glukosaminglykane

Chondrozyten
(Knorpelzellen)

Kollagenfasern

Querschnitt durch den Gelenkknorpel
(schematisch)

Mineralstoff- und Spurenelementgehalt von Grünlippmuscheln

Mineralstoff/ Spurenelement	enthaltene Menge in 100 g Trockensubstanz
Silizium (= wesentl. Teil der Kieselsäure)	100 – 200 mg
Kalium	1 g
Kalzium	200 – 250 mg
Magnesium	200 – 300 mg
Eisen	30 – 50 mg
Zink	5 – 10 mg
Kupfer	500 – 600 µg
Iod	400 – 600 µg
Selen	200 - 400 µg

MAßEINHEITEN

g: Gramm

mg: Milligramm

µg: Mikrogramm

1 000 000 µg = 1 000 mg = 1 g

Verzehrmenge einen Beitrag zur Ernährung der Gelenke mit diesen lebensnotwendigen Substanzen leisten.

Im Körper des Menschen sind Mineralstoffe und Spurenelemente an nahezu allen Stoffwechselprozessen beteiligt. So sind sie auch am Aufbau des Bewegungs- und Stützapparates beteiligt – sei es als Motor des Energiestoffwechsels in den Zellen (wie *Magnesium*), als Wegbereiter für den Sauerstofftransport in das Gewebe (wie *Eisen* und *Kupfer*) oder als Knochenbaustoff (wie *Kalzium* und *Magnesium*).

Auch *Zink* – ein elementarer Bestandteil vieler Enzyme und mitverantwortlich für den Zellaufbau – ist für die Gelenke von Bedeutung: Bei einer Infektion sorgt dieses Spurenelement dafür, dass innerhalb kürzester Zeit Millionen von weißen

Blutkörperchen als »Abwehrarmee« bereitstehen. Zinkmangel ist in Deutschland sehr verbreitet, weil die Böden insgesamt nährstoffarm sind und sich daher kaum Zink in Nahrungsmitteln anreichern kann.

Mineralstoff oder Spurenelement?

Mineralstoffe sind anorganische Substanzen, die der Mensch über die Nahrung aufnehmen muss. Man unterscheidet zwischen den eigentlichen Mineralstoffen wie Kalzium, Kalium, Magnesium oder Natrium und den Spurenelementen wie Eisen, Iod, Kupfer, Selen, Silizium und Zink. Letztgenannte kommen nur in geringen Mengen (in Spuren!) im Organismus vor.

*Iod*mangel ist hierzulande ebenfalls keine Seltenheit – dabei steuert das Spurenelement Iod unsere Schilddrüsenhormone, hat also einen gravierenden Einfluss auf den gesamten Stoffwechsel.

Deutschland: ein Iod- und Zinkmangelgebiet

Im Zusammenhang mit Gelenkbeschwerden hat das Spurenelement *Kupfer* bei der Bildung bindegewebshaltiger Strukturen in Knochen und Knorpel ein Wörtchen mitzureden. Zudem unterstützt Kupfer die geregelte Sauerstoffversorgung aller Gewebe – also auch die der Gelenke –, weil es den Einbau von Eisen in den roten Blutfarbstoff Hämoglobin unterstützt.

Für die Gelenke ist ferner eine ausreichende *Selen*versorgung besonders wichtig, weisen Menschen mit Gelenkbeschwerden doch häufig einen Selenmangel auf. Ein Grund dafür ist, dass dieses Spurenelement vor der Zerstörung durch freie Radikale schützt, die sich in entzündeten Gelenken stark vermehren (zum Thema freie Radikale siehe auch die Seiten 106 ff.). Der Selenbedarf ist bei Menschen mit Gelenkproblemen daher außergewöhnlich hoch.

Der praktische Einsatz der neuseeländischen Grünlippmuschel für gesunde Gelenke

Damit Grünlippmuschelkonzentrat seine positiven Effekte auf die Gelenke optimal entfalten kann, muss es über mehrere Wochen täglich genommen werden, am besten vor dem Essen. Die Dosierung richtet sich nach dem gewünschten Effekt.

Welche Menge ist richtig?

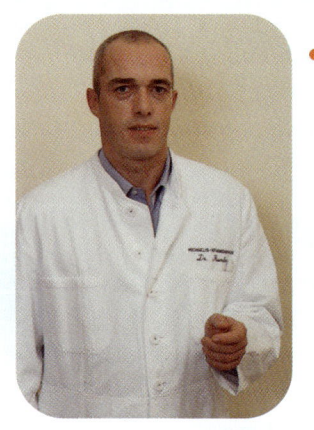

- **Als Nahrungsergänzung zur Unterstützung gesunder Gelenke:**
Ergänzend zur Ernährung empfiehlt sich ein täglicher Verzehr von 0,5 bis 1,5 Gramm Muschelkonzentrat – das entspricht fünf bis 15 Gramm frischen Muscheln (Rezepte hierzu finden Sie auf den Seiten 93 ff.). Wer Grünlippmuscheln zur Gelenkversorgung und als Nahrung für das Bindegewebe einsetzen möchte, kann seinen Speiseplan auch kurweise mehrmals im Jahr mit etwa 0,75 Gramm Muschelkonzentrat pro Tag ergänzen – am besten jeweils über einen Zeitraum von acht Wochen.

Achtung: Stärken und Grenzen beachten
So hilfreich die Inhaltsstoffe der Grünlippmuscheln zur Unterstützung gesunder Gelenke sind – ein Allheilmittel sind sie deshalb nicht. Wer glaubt, ernsthaft erkrankt zu sein, oder über heftige Beschwerden klagt, sollte unbedingt einen Arzt konsultieren.

- **Zur Therapie bei verschleißbedingten Gelenkerkrankungen wie Arthrose:**
Die therapeutische Dosierung von Muschelkonzentrat beginnt bei zwei Gramm pro Tag – die genaue Dosierung richtet sich primär nach dem Schweregrad der Gelenkbeschwerden. Schmerz, Steifheitsgefühl und Bewegungseinschränkung werden individuell sehr unterschiedlich empfunden.

- **Zur Therapie bei entzündlichen Gelenkerkrankungen:**
  Wie bei der Arthrose gilt auch bei entzündlichen Gelenkerkrankungen: Die therapeutische Dosis beginnt bei zwei Gramm Muschelkonzentrat täglich und orientiert sich am Störungsgrad im Gelenk. Die optimale Einnahmemenge sollte individuell ermittelt werden.

Fast jedem wird geholfen

Bei der Mehrzahl der Menschen, die mehr als zwei Gramm Muschelkonzentrat täglich einnehmen, verschwinden die Symptome einer Gelenkerkrankung allmählich. Verschwiegen werden soll an dieser Stelle aber nicht, dass die Inhaltsstoffe der Muschel nicht bei allen Menschen Wirkung zeigen. Warum die Therapie bei einigen wenigen Personen versagt, während die meisten erstaunlich schnell genesen, ist unklar – ebenso wie die Tatsache, dass die Wirkung des Konzentrates unterschiedlich ausfällt: Bei manchen Menschen gehen die mit den Gelenkbeschwerden verbundenen Schmerzen ein bisschen zurück, bei anderen treten Beschwerden nur noch sporadisch auf, während sie bei vielen völlig verschwinden.

Gleiches gilt für die Beweglichkeit: In einigen Fällen nimmt sie lediglich leicht zu, in anderen können sich die Erkrankten nach einer gewissen Zeit wieder völlig normal bewegen. Dabei hat die Schwere der Erkrankung nichts mit der Wirksamkeit des neuseeländischen Muschelkonzentrats auf die Gelenke zu tun: Es gibt Personen, die nur leicht erkrankt waren und denen die Muschel – in therapeutischer Dosierung genommen – nicht geholfen hat, während z.B. Arthrosekranke im fortgeschrittenen Stadium bei der gleichen Dosis vollständig genesen sind.

- **Für die »besten Freunde« des Menschen:**
  Muschelkonzentrat kann nicht nur bei Menschen, sondern auch bei Tieren mit Gelenkproblemen hilfreich sein. Hund und Katze als Haustiere erreichen durch gutes Futter und regelmäßige Tierarztbesuche heutzutage oft ein viel höheres Lebensalter als früher. Aber die Jahre machen bei ihnen vor den Gelenken ebenfalls nicht Halt. Nicht zuletzt aus den ersten neuseeländischen

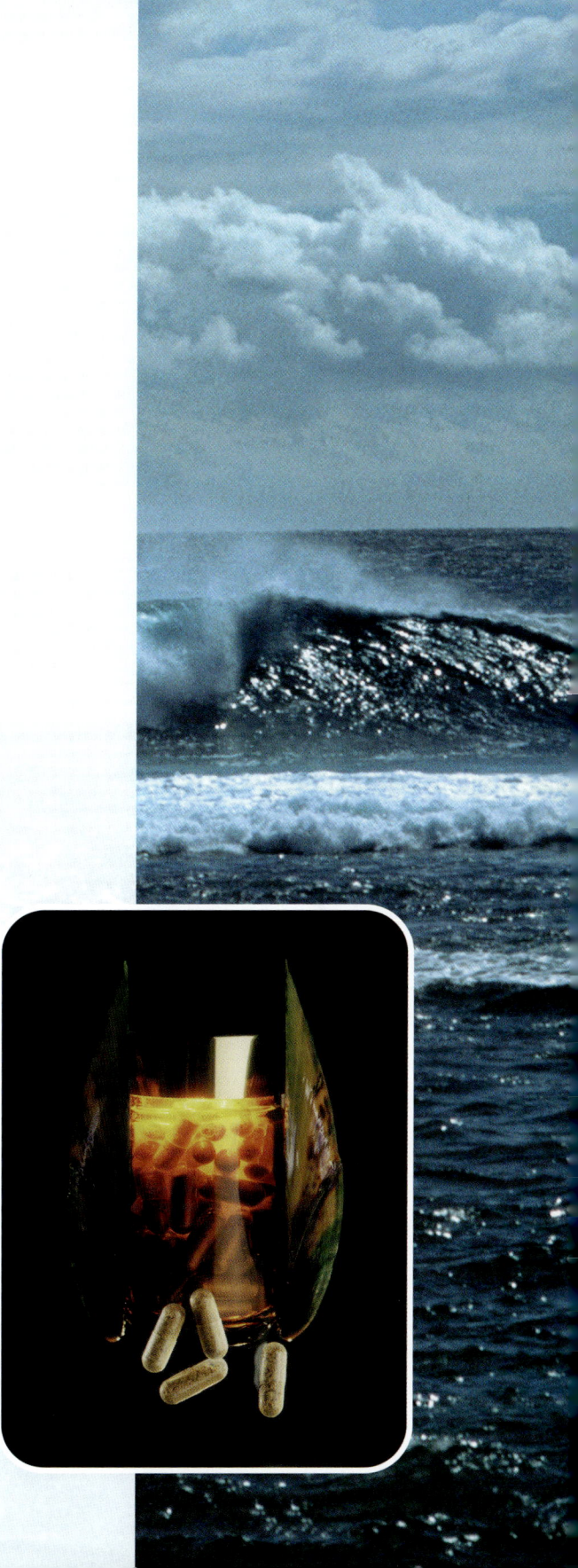

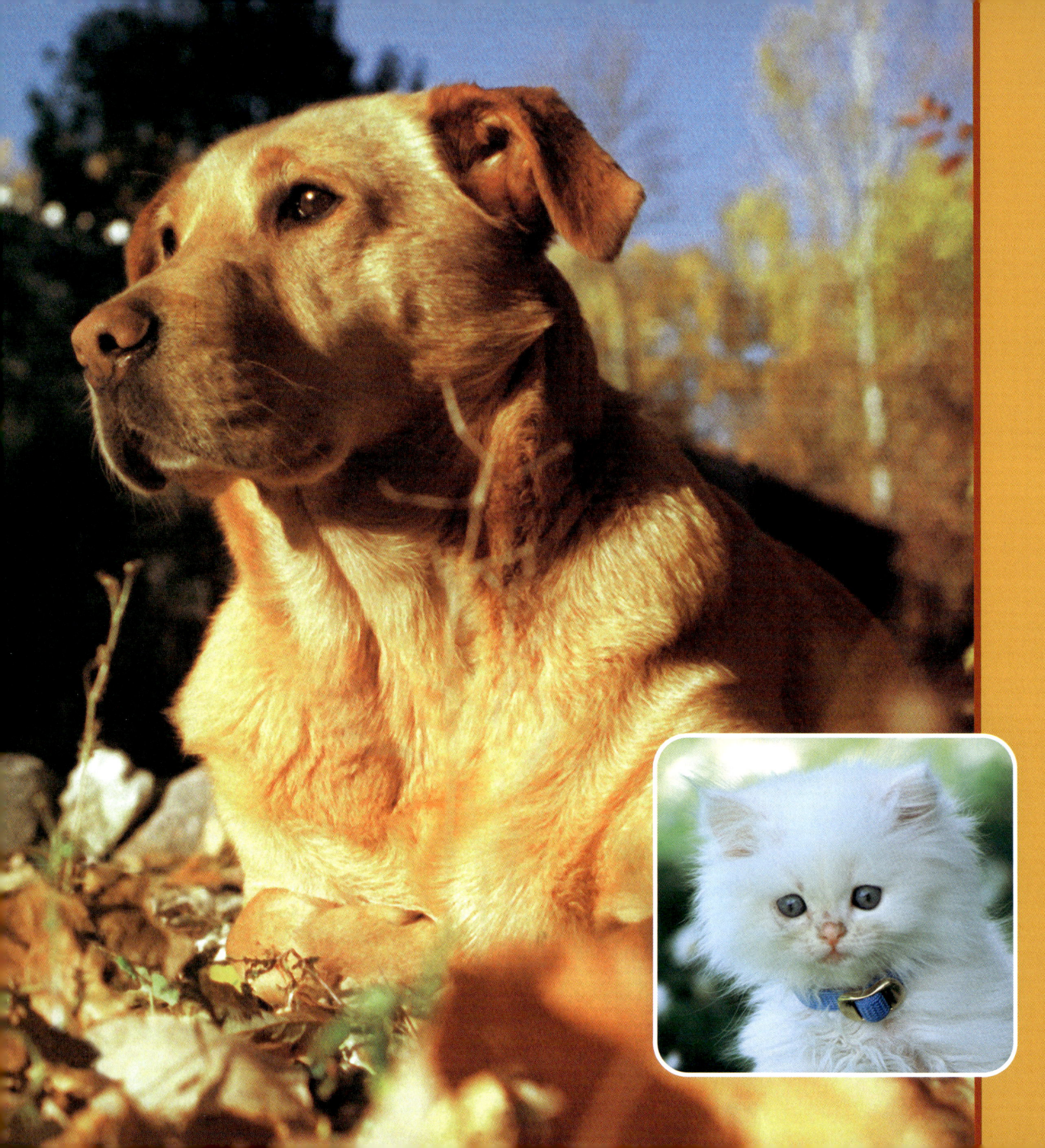

Testreihen vor 30 Jahren, in denen die Wirkung der Grünlippmuschel in Tierversuchen erprobt wurde, wissen wir um die positiven Effekte des Konzentrates.

Bei Hunden und Katzen sollte sich der Verzehr am Gewicht der Tiere orientieren: Bei fünf bis zehn Kilogramm sind etwa 0,3 bis 0,5 Gramm Muschelkonzentrat täglich empfehlenswert. Große Hunde erhalten ein bis zwei Gramm täglich.

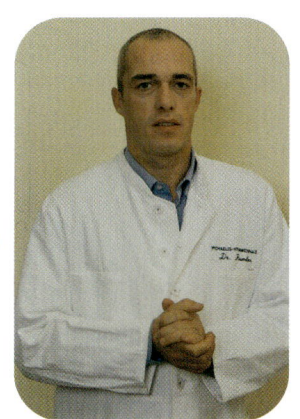

Innerlich und äußerlich verwendbar

Grünlippmuschelkonzentrate können innerlich und äußerlich eingesetzt werden. Es gibt sie daher sowohl als Kapsel, Tablette oder Pastille als auch in Form von Cremes, Salben oder Gelen. Die äußerlich verwendbaren Grünlippmuschelprodukte werden einfach auf die betroffenen Stellen – Nacken, Schulter, Rücken, Arme oder Beine etc. – aufgetragen und vorsichtig einmassiert. Die nährenden Inhaltsstoffe tragen so direkt am Gelenk zur Regeneration bei und sind damit z. B. beim Tennisarm, bei Hexenschuss oder Ischiasbeschwerden eine optimale Ergänzung zu innerlich zugeführten Konzentraten.

Wer profitiert von der Grünlippmuschel?

Dank seines Gehaltes an Glukosaminglykanen, Omega-3-Fettsäuren, Kieselsäure, Mineralstoffen und Spurenelementen nährt Muschelkonzentrat die Gelenke und das Bindegewebe eines jeden Menschen auf vielfache und natürliche Weise. Besonders wertvoll ist das Muschelkonzentrat als Nahrungsergänzung für …

- **Menschen, die ihre Gelenke gesund erhalten wollen.**
- **Menschen, die kaum Fleisch essen:** Sie führen sich über ihre Nahrung nur geringe Glukosaminglykane zu.

MAGENFREUNDLICHE WIRKUNG
Die Magenschleimhaut von Rheumapatienten wird durch die Einnahme herkömmlicher Rheumamittel häufig stark in Mitleidenschaft gezogen. Muschelkonzentrat ist dagegen sehr magenfreundlich und schützt die Schleimhäute. Positiver Nebenaspekt: In therapeutischer Dosis können die Inhaltsstoffe der Grünlippmuschel die Nebenwirkungen von Rheumamedikamenten mildern.

Auch bei Hunden und Katzen wird die Grünlippmuschel erfolgreich als Gelenknahrung eingesetzt.

- **»Kostverächter«:** Menschen, die sich auf bindegewebsarme Fertigkost beschränken.
- **Sportler:** Die hohe körperliche Belastung und die hierdurch verstärkt nötigen Reparaturvorgänge in den Gelenken führen zu einem höheren Bedarf an Glukosamin bzw. Glukosaminglykanen und anderen aufbauenden Substanzen.
- **Übergewichtige:** Ihr Bewegungsapparat ist stärkeren Belastungen ausgesetzt als der Normalgewichtiger. Die Gelenke haben dabei ebenfalls Schwerstarbeit zu leisten und müssen deshalb besonders gut versorgt werden.
- **Senioren:** Ihr Bedarf an wertvollen Vitalstoffen ist durch zunehmenden Verschleiß und die mangelnde Fähigkeit im Alter, Stoffe aus der Nahrung in ausreichendem Maße aufzunehmen und im eigenen Körper zu verwerten, erhöht. Das Muschelkonzentrat hilft ihnen, die Gesundheit ihrer Gelenke aufrechtzuer-

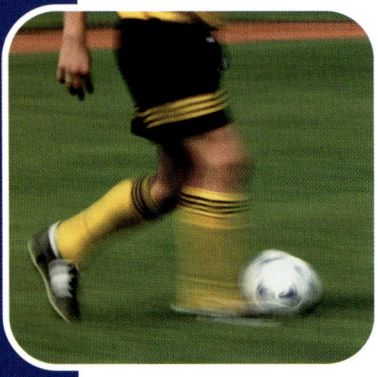

Bei Sportarten wie Fußball werden die Gelenke besonders stark belastet. Nahrungsergänzungen mit Glukosamin werden in Sportlerkreisen daher häufig verwendet.

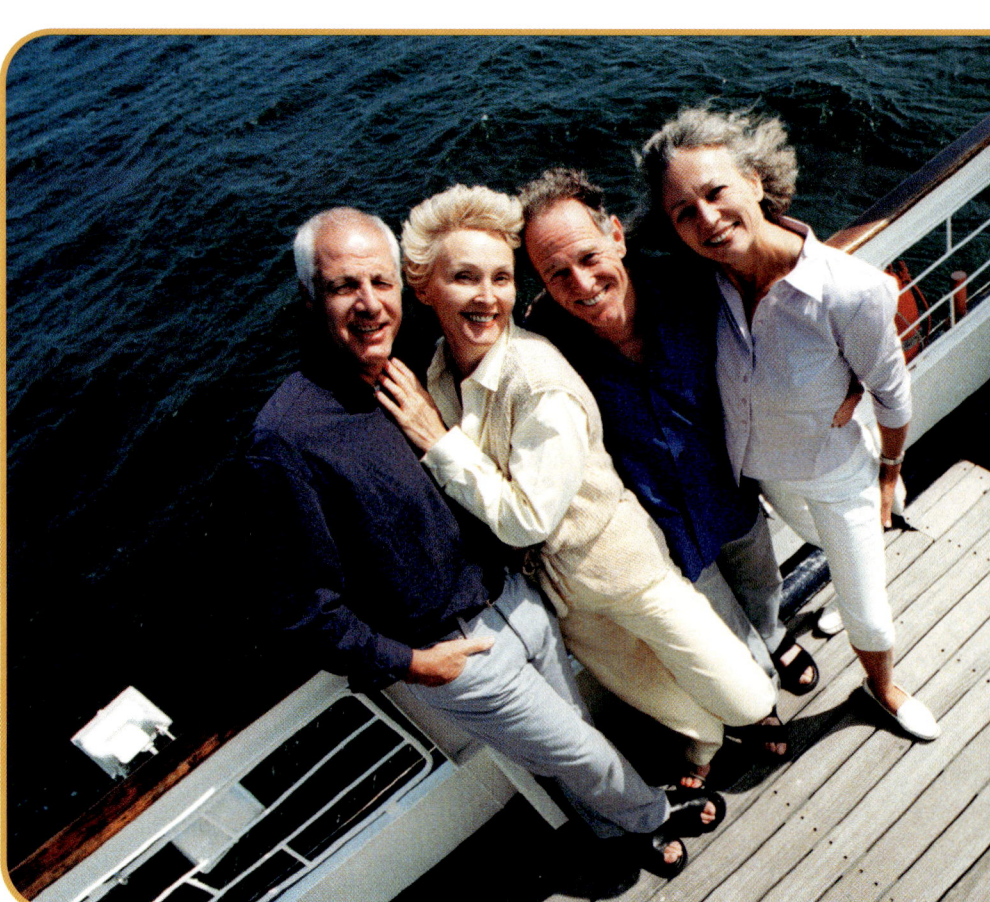

Vitalität bis ins hohe Alter

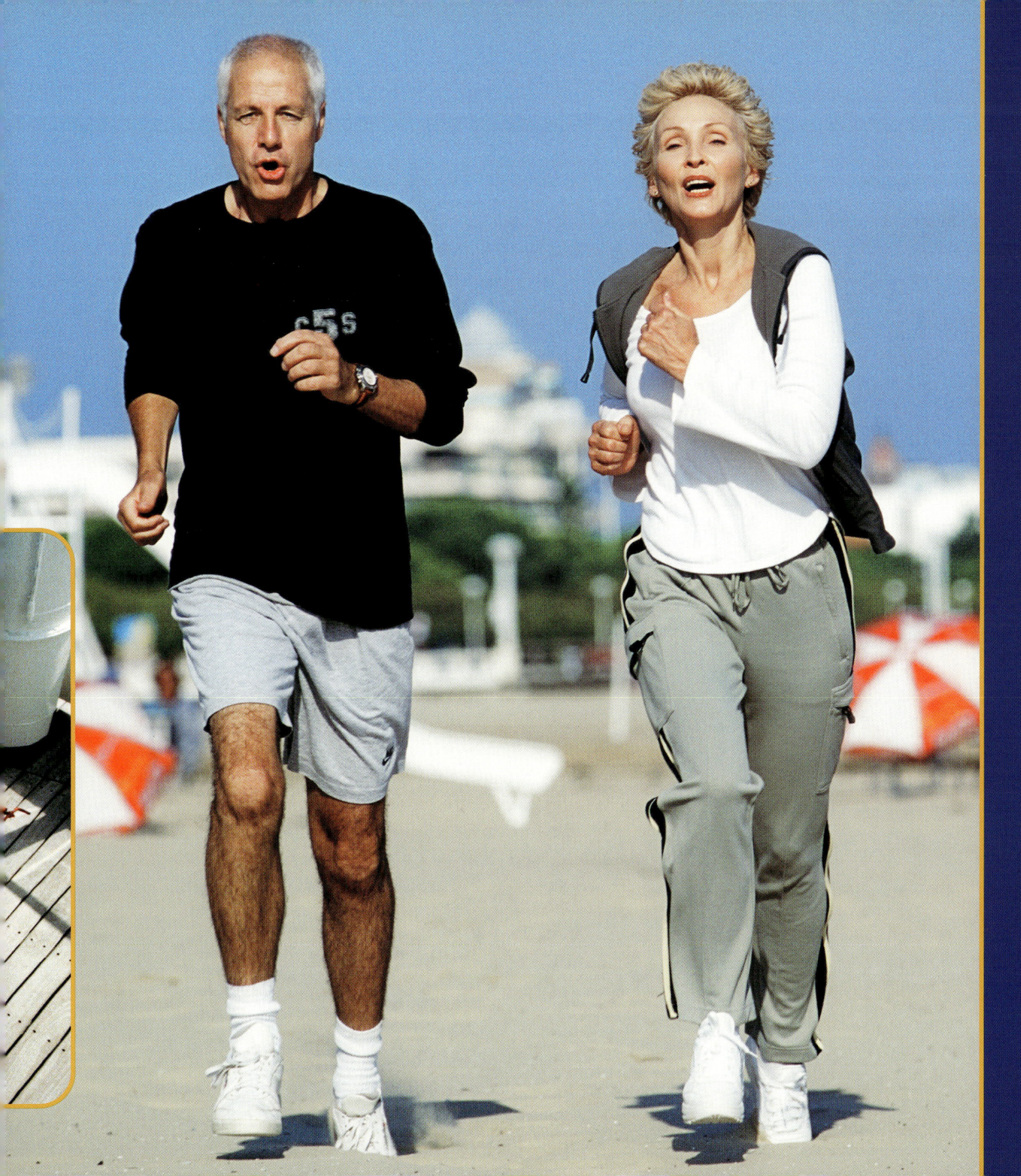

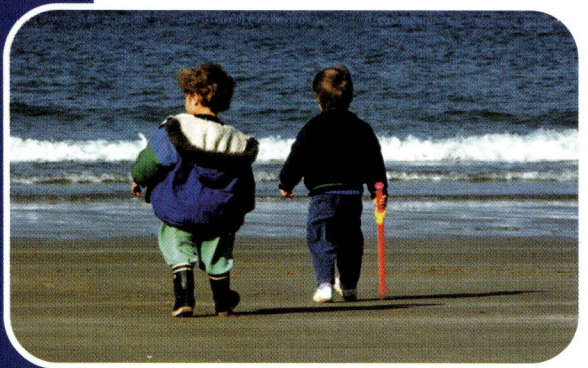

halten und sich damit ein Maximum an Beweglichkeit und Aktivität im Alter zu bewahren.

- **Körperlich und geistig Gestresste:** Stress produziert große Mengen gewebe- und gelenkschädigende freie Radikale (siehe dazu auch die Seiten 106 ff.). Möglichst viele davon versucht unser Körper mit Unterstützung von Antioxidantien – z. B. mit Hilfe von Selen – unschädlich zu machen.

Wann setzt die Wirkung ein?

Wie viele Tage oder Wochen nach dem ersten Verzehr beginnt die Grünlippmuschel zu wirken? Hier gibt es große Unterschiede. Bei der Einnahme von Muschelkonzentrat in therapeutischen Dosierungen schlägt die Behandlung manchmal schon nach ein paar Tagen an, in einigen Fällen dauert es Wochen oder gar Monate, bis sich erste Zeichen der Besserung zeigen. Zur Orientierung: Von einer subjektiv gesteigerten Beweglichkeit berichten viele Menschen, die die Muschel gegen Gelenkbeschwerden eingesetzt haben, bereits ab der zweiten Woche. Die häufigsten Symptombesserungen – inklusive Abschwellen der Gelenke und Abnahme der Gelenkempfindlichkeit – wurde bei einem Anwendungszeitraum ab vier Wochen beschrieben.

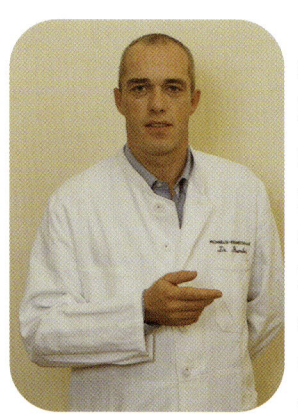

Besonders interessant ist, dass der positive Effekt auf die Gelenkbeschwerden nach Ende der Einnahme in vielen Fällen bis etwa zwölf Wochen – in einigen noch länger oder sogar dauerhaft – anhielt. Das spricht dafür, dass durch das therapeutisch dosierte Muschelkonzentrat eine langfristige morphologische (die Knorpeloberfläche betreffende) Verbesserung und nicht nur eine kurzfristige Phase der Schmerzlinderung eintritt. Aber auch hier gibt es individuelle Unterschiede: Einige Menschen müssen Grünlippmuscheln dauerhaft zuführen, weil die Beschwerden sich sonst ein bis zwei Tage nach dem Absetzen des Konzentrates sofort wieder einstellen, in anderen Fällen kann die Menge nach einiger Zeit reduziert werden.

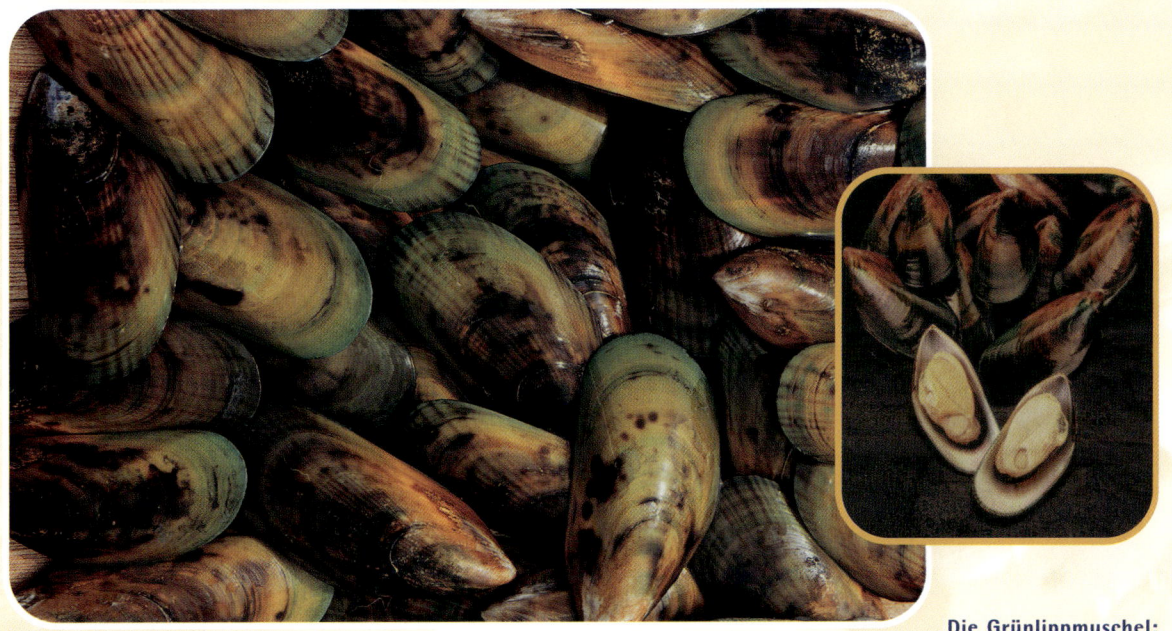

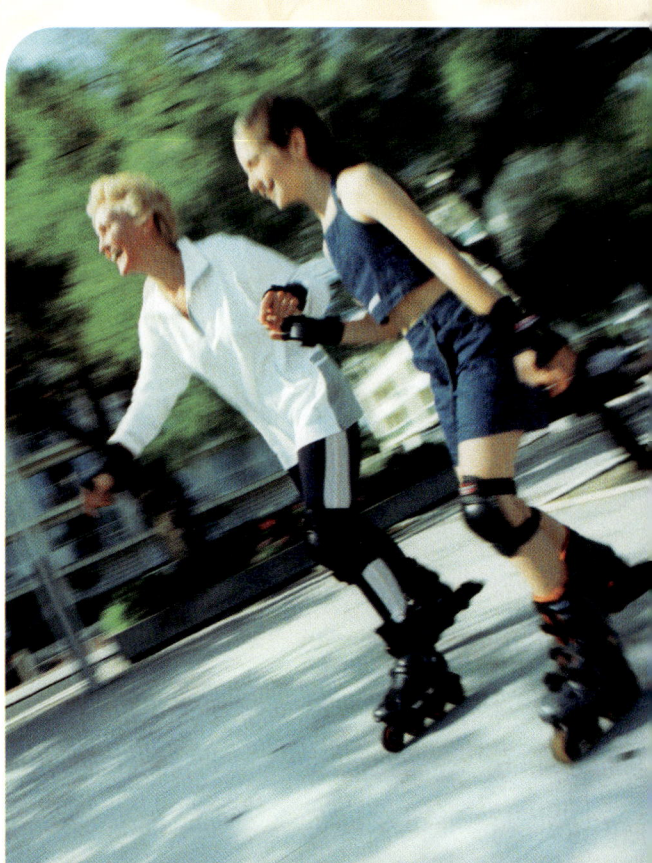

Die Grünlippmuschel:

für Jung und Alt geeignet

Gibt es Neben- und Wechselwirkungen?

Selbst bei dauerhafter und langjähriger Zufuhr von natürlichem Muschelkonzentrat wurden bislang keine Nebenwirkungen festgestellt (Ausnahme: Eiweißallergiker). Wie bei jedem gewöhnlichen Nahrungsmittel oder der noch so harmlosesten Pflanzenarznei kann es allerdings auch nach dem Verzehr von Muschelkonzentrat vereinzelt zu allergischen Reaktionen kommen. Außerdem treten bei höheren, therapeutischen Dosierungen in einigen wenigen Fällen leichte Verdauungsbeschwerden auf. Um diese zu vermeiden, ist es empfehlenswert, das Konzentrat vor den Mahlzeiten zu verzehren.

Wechselwirkungen von Grünlippmuschelkonzentrat mit Medikamenten sind nicht bekannt. Im Zweifelsfall gilt aber wie immer: Fragen Sie Ihren Arzt oder Gesundheitsberater!

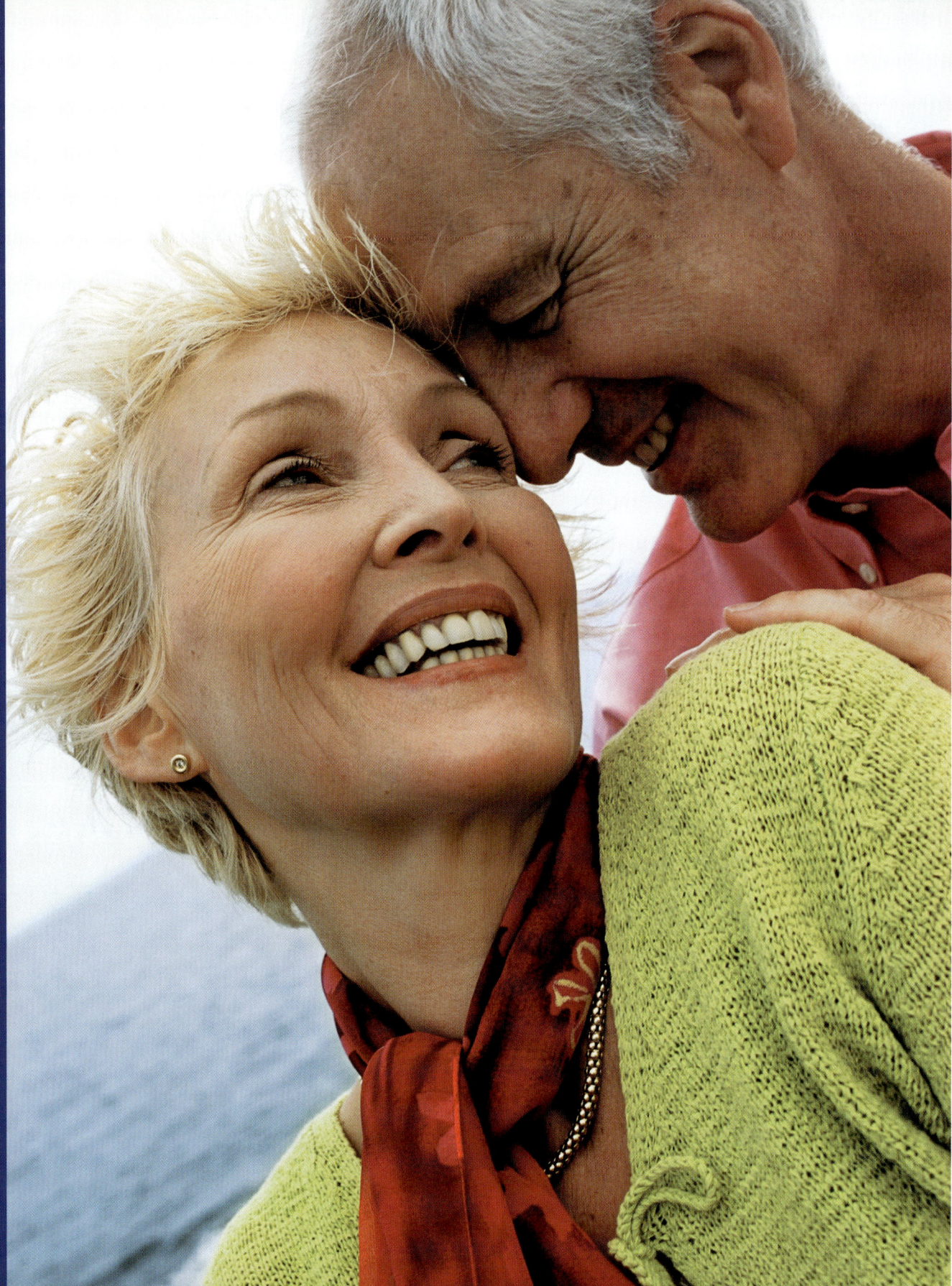

DAS MEINEN BETROFFENE

Lesen Sie eine kleine Auswahl der Berichte von Menschen, die mit Grünlippmuschel-
konzentrat zu mehr Lebensqualität gefunden haben:

Heute spielt sie wieder Turniere

»Meine Frau, begeisterte Tennisspielerin wie ich, konnte wegen arger Kniebe-
schwerden kaum noch längere Zeit spielen. Trotz langjähriger intensiver Behandlung trat immer nur zeitweise eine Besserung ein. Bei den Deutschen Meisterschaf-
ten in Bad Neuenahr 1999 wurde mir die Grünlippmuschel empfohlen: sofort
besorgt und jeden Tag genommen! Zaghaft fragte mich meine Frau nach kurzer
Zeit: ›Kann es sein, dass die Muschel schon wirkt? Meinem Knie geht es wesentlich
besser.‹ Tatsächlich konnte sie bald wieder befreit spielen, heute sogar wieder mit   **Günther und Susanne R.,**
Erfolg Turniere.«   **Forchheim***

Beschwerdefrei auf Trophäensammlung

»Nachdem ich jetzt drei Monate lang mit erstaunlichem Erfolg Muschelkonzentrat
konsumiert habe – meine Arthrosebeschwerden gehören im Wesentlichen der Vergangenheit an – erlaube ich mir eine Frage: Woher bekomme ich die Schalen der
Grünlippmuschel als Souvenir?

Mein Dank gilt vor allem denen, die an der Entwicklung dieses Konzentrats   **Günther L., Zschopau**
mitgewirkt haben.«   **(Erzgebirge)***

Nach Jahren wieder ohne fremde Hilfe unterwegs

»Ich, 78 Jahre, leide unter Arthrose beider Knie. Es ist fast unglaublich, aber
ich kann nach der Zufuhr von Muschelkonzentrat wieder fast schmerzfrei   **Rosemarie B.,**
gehen!«   **Berlin***

Grünlippmuschel als Bestandteil der täglichen Ernährung

»Da ich seit 20 Jahren an rheumatischen Gelenkbeschwerden litt, die mehr und mehr den Charakter einer Arthrose mit den entsprechenden Schmerzen annahmen, war ich viele Jahre auf der Suche nach Schmerzlinderung. An ein Verschwinden der Probleme glaubte ich nicht mehr, umso weniger, als alle mir verordneten Medikamente keine anhaltende Besserung brachten – bis ich an die Grünlippmuschel geriet. Weil ich dadurch immer beschwerdefreier wurde, nehme ich das Konzentrat bis zum heutigen Tage weiter vor den Hauptmahlzeiten.

Inzwischen habe ich es vielen meiner Bekannten – alle um die 40 Jahre und älter – empfohlen: Fast ausnahmslos sind sie davon begeistert und haben Muschelkonzentrat zum Bestandteil ihrer täglichen Ernährung gemacht.«

Gerhard U. und Silvia G., Pietling*

* Sämtliche Namen und vollständige Adressen sind der Redaktion bekannt. Sie wurden aus Datenschutzgründen geändert.

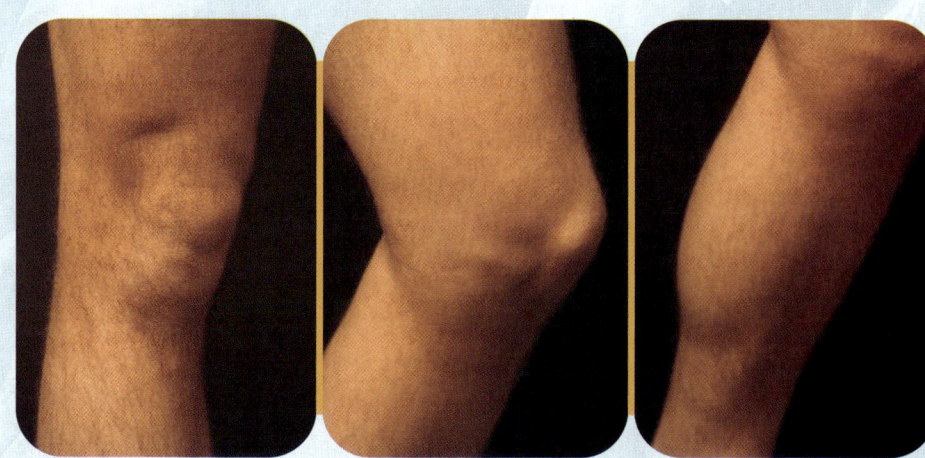

Vor allem bei Gelenkbeschwerden im Knie kann die Grünlippmuschel wahre Wunder bewirken, wie zahlreiche Berichte Betroffener zeigen.

Lebensraum, Wachstum und Verarbeitung

Das mitunter geäußerte Argument, heimische Austern seien wegen ihres hohen Glukosaminglykan-Anteils ebenso nahrhaft für die Gelenke wie Grünlippmuscheln, ist doppelt zu bezweifeln: Wer nicht auf den Euro schauen muss, darf sich getrost jeden Tag mit 15 bis 20 Frischaustern »verwöhnen«. Nahrungsergänzungen mit Grünlippmuschelkonzentrat sind auf Dauer sicherlich wirtschaftlicher – vor allem aber sind sie gesünder. Denn verglichen mit einer durch Industrieabwässer belasteten Nordseeauster wachsen neuseeländische Grünlippmuscheln in extrem schadstoffarmem sauberem Wasser heran.

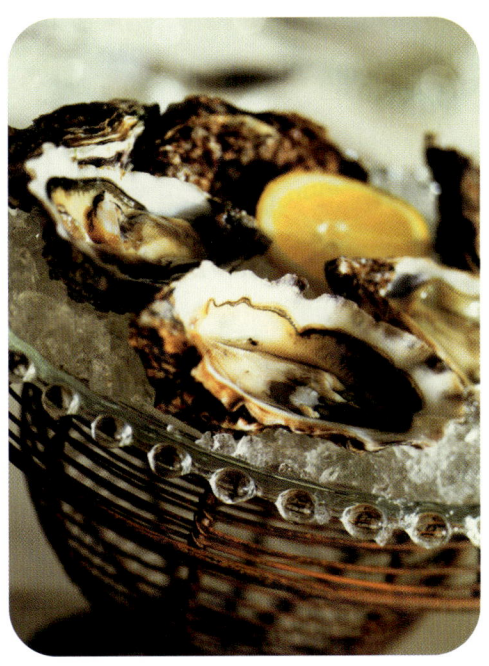

Sauberes Wasser – gesunde Muschel

Die neuseeländischen Muscheln werden in speziellen Aquakulturen gezüchtet, vorzugsweise in den Marlborough Sounds, einer nahezu unberührten Fjordgegend der neuseeländischen Südhalbinsel. An senkrecht ins Wasser gehängten Tauen wird die Muschelkolonie angesiedelt. Eine Grünlippmuschel kann bis zu acht Jahre wachsen und bis zu 18 Zentimeter groß werden. Ganz so viel Zeit haben Zuchtmuscheln nicht: Sie werden nach etwa 24 Monaten geerntet und sind dann etwa zehn Zentimeter lang. Der Grund für das schnelle Wachstum sind die guten Lebensbedingungen: Die Befestigungstaue sorgen für eine störungsfreie, strömungsgünstige und nahezu optimale Nutzung des nährstoffreichen Umgebungswassers während der Gezeiten.

Sie dürfen sich getrost jeden Tag mit 15 bis 20 Frischaustern »verwöhnen«, aber bedenken Sie: Grünlippmuscheln sind wirtschaftlicher und gesünder.

Die Wasserqualität in den Marlborough Sounds ist beispielhaft. Von Algenpest, Schwermetallbelastungen und anderen Verunreinigungen durch Industrieabwässer blieben die neuseeländischen Fjorde weitestgehend verschont. Permanente Wasserproben im Umkreis der Zuchtanlagen sorgen für zusätzliche Sicherheit. Die Muscheln wachsen somit unter absolut natürlichen Bedingungen auf, die wenig mit üblichen Zuchtmethoden gemein haben. Und für den Fall, dass tatsächlich einmal Schadstoffe in ihre Nähe gelangen, haben die Muscheln vorgesorgt. Denn Schalentiere wie die Grünlippmuscheln sind im besten Wortsinn in der Lage, sich

Schadstoffe müssen draußen bleiben.

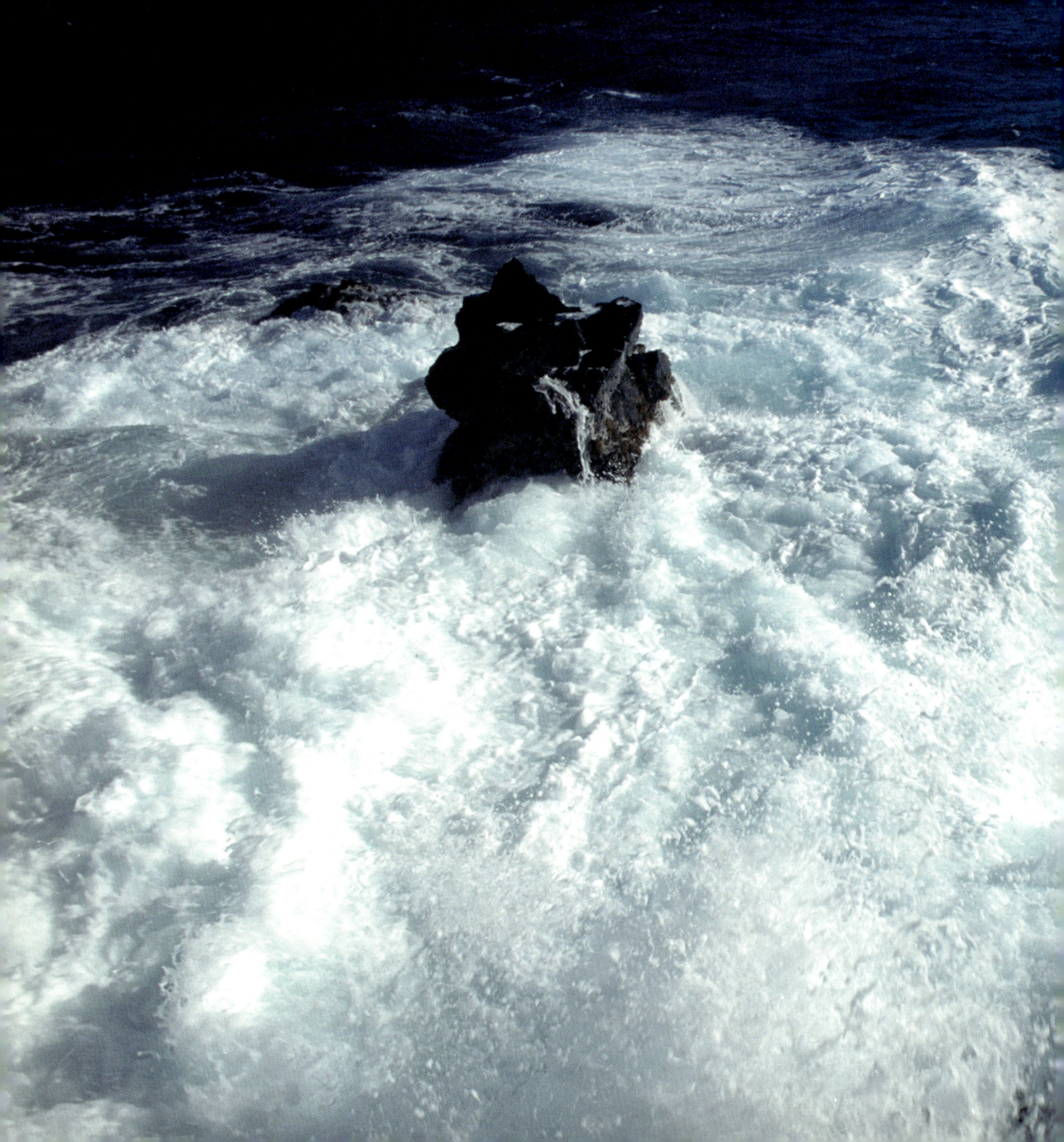

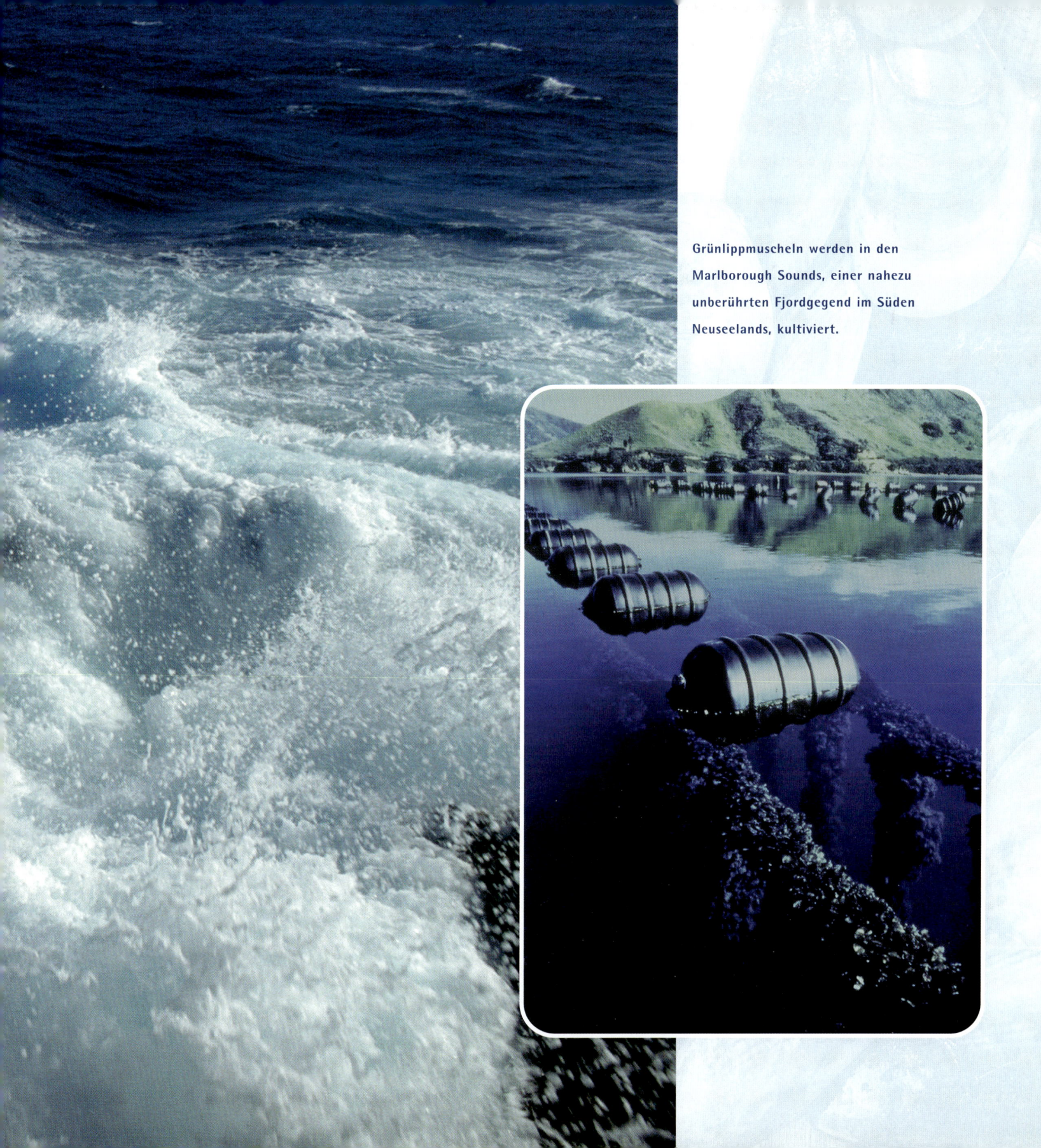

Grünlippmuscheln werden in den
Marlborough Sounds, einer nahezu
unberührten Fjordgegend im Süden
Neuseelands, kultiviert.

schädlichen Substanzen für einige Zeit zu »verschließen«. Orten sie eine unbekannte Substanz, so klappen sie einfach ihre Schalen zu. Sie filtern dann solange kein Meerwasser, bis die Gefahr vorbei ist.

Natürlich darf dieser Zustand nicht mehrere Tage oder gar Wochen anhalten. Dann werden auch Grünlippmuscheln irgendwann einmal »hungrig« und müssen für Nachschub sorgen, indem sie ihre Schalen öffnen und Wasser filtern. In dauerhaft stark belasteten Gewässern wie der Nordsee wirkt der Giftstoff-Abwehrmechanismus von Muscheln daher nicht: Früher oder später sind die dort ansässigen Muscheln gezwungen, auch mit Schadstoffen belastetes Wasser zur Nahrungsaufnahme zu nutzen.

Verarbeitung ohne Wirkstoffverlust

GEFRIERTROCKNUNG BEWAHRT DIE
INHALTSSTOFFE
Bei der schonenden Gefriertrocknung
wird den Grünlippmuscheln die
Feuchtigkeit bei niedrigen Temperaturen
entzogen: Alle wichtigen Inhaltsstoffe
bleiben dadurch erhalten. Bei der einfachen
Lufttrocknung hingegen – die geöffneten
Muscheln werden dabei der Sonne
ausgesetzt – zerstören Luft und Hitze
innerhalb kurzer Zeit die Omega-3-Fett-
säuren und andere wertvolle Inhaltsstoffe.

Bevor Grünlippmuscheln als Nahrungsergänzung in den Handel kommen, müssen sie in einem aufwändigen Verfahren aufbereitet werden. Nur wenn dies schonend erfolgt, sind keine Nährstoffverluste zu befürchten. »Schonend« bedeutet, dass die Muscheln sofort nach der Ernte von ihren Schalen befreit und gereinigt werden. Durch Zentrifugieren wird den Muscheln dann Flüssigkeit entzogen. Bei der anschließenden Gefriertrocknung wird der Flüssigkeitsgehalt auf maximal drei Prozent reduziert. Das so entstandene Muschelkonzentrat – das inzwischen einem trockenen Keks ähnelt – ist weitgehend vor mikrobiologischer Zersetzung und anderen chemischen Veränderungen geschützt. Würden die Inhaltsstoffe dagegen längere Zeit in Form eines flüssigen Extraktes (oder als ganze Muschel) aufbewahrt, käme es zu chemischen Reaktionen, die die Struktur vieler wertvoller Substanzen verändern und damit letztendlich zu einem starken Wirkungsverlust führen würde.

Durch den Vorgang der Gefriertrocknung wird ein Erhitzen des Produktes vermieden, was ebenfalls viele Inhaltsstoffe (vor allem Eiweiße) unwirksam machen würde. Dagegen bleiben die Eiweißbestandteile der Glukosaminglykane – bei niedrigen Temperaturen verarbeitet – weitestgehend erhalten. Die gleichen Regeln gelten übrigens auch in der heimischen Küche: Wer Grünlippmuscheln kocht, der zerstört einen Teil ihrer gesundheitsfördernden Eiweißstoffe.

Zur Herstellung von Nahrungsergänzungen (meist Kapseln, seltener Tabletten und Pastillen) sowie äußerlich anwendbarer Pflegeprodukte wird das Muschelkonzentrat, nachdem es gefriergetrocknet worden ist, zu Pulver gemahlen. Die Verarbeitung geschieht unter Einhaltung strikter Hygienegesichtspunkte. Bei mittleren Temperaturen von bis zu 30 °C sind Nahrungsergänzungen aus gefriergetrocknetem Konzentrat jahrelang haltbar, ohne dass sie ihre Biowirkstoffe verlieren.

REGELMÄßIGE QUALITÄTSKONTROLLEN
Der Verarbeitungsprozess – von der frischen Muschel bis zum fertigen Konzentrat – wird ständig überwacht. Dabei werden die Muscheln regelmäßig sowohl auf eventuelle Schadstoffbelastungen als auch auf die Qualität und Wirksamkeit ihrer Inhaltsstoffe überprüft.

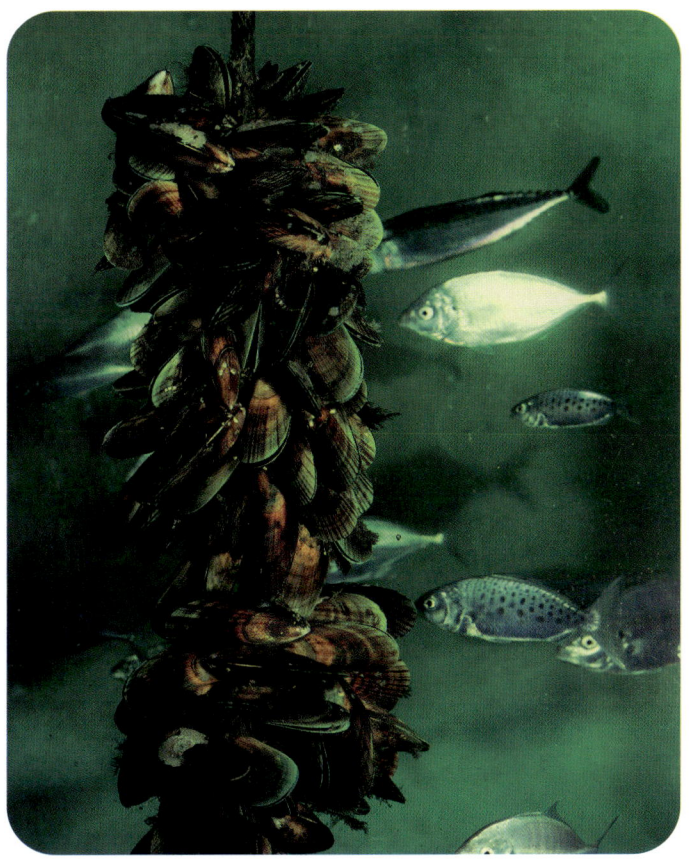

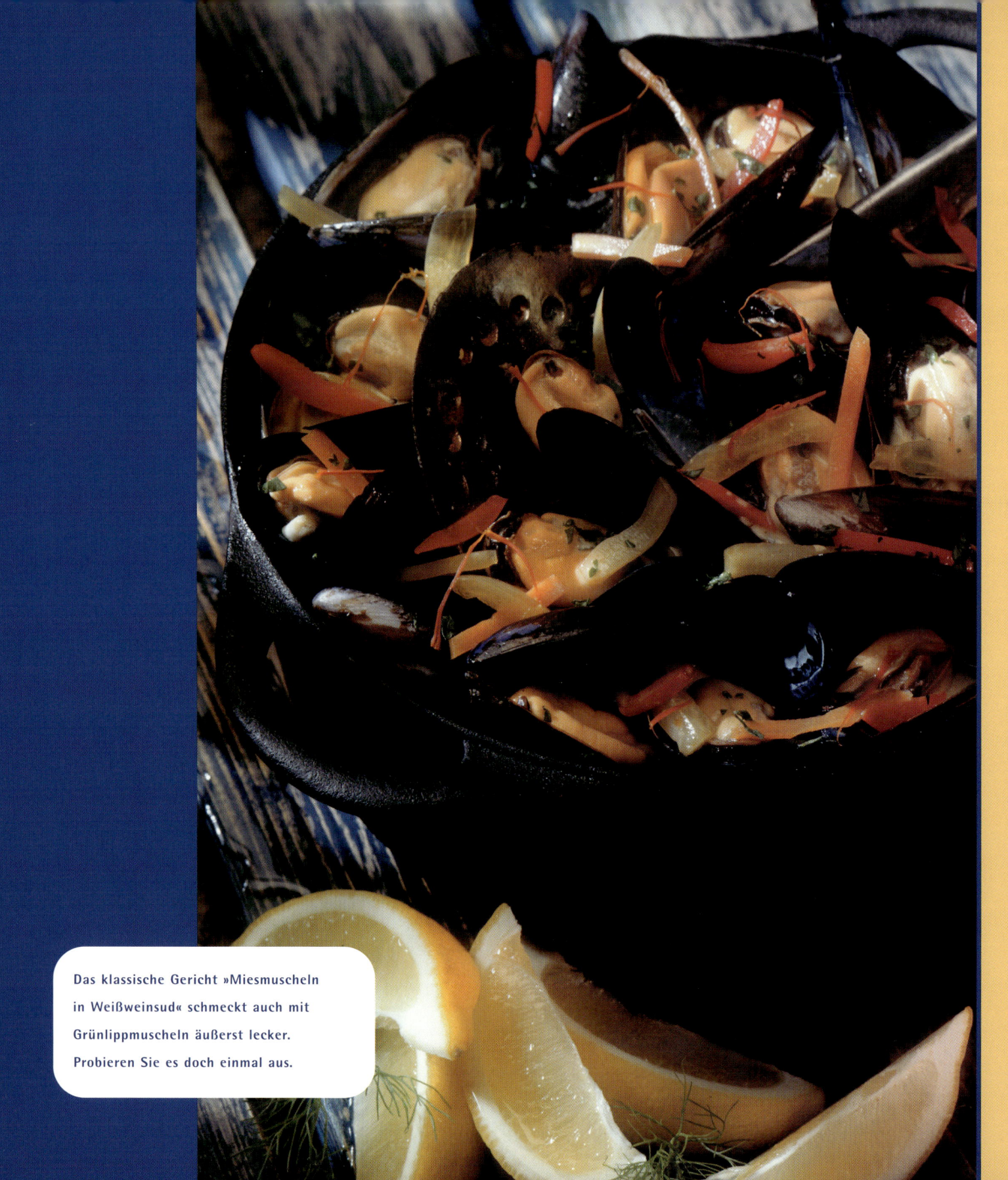

Das klassische Gericht »Miesmuscheln in Weißweinsud« schmeckt auch mit Grünlippmuscheln äußerst lecker. Probieren Sie es doch einmal aus.

Grünlippmuschel-Rezepte
für Feinschmecker

Zu den Delikatessen der neuseeländischen Küche gehören neben Wildgerichten landestypisches Obst und Gemüse wie Kiwi- und Passionsfrüchte, Avocados und Artischocken. Besondere Leckerbissen stellen jedoch die etwa 50 aus dem Pazifik stammenden Fisch- und Schalentierarten dar, darunter der Felsenhummer (crayfish), Sardinen (whitebait) und die Grünlippmuscheln (greenshell mussles). Nicht nur in Neuseeland, auch in unseren Breiten taucht die grüne Muschel als Exot immer häufiger auf den Speiseplänen vieler Spezialitätenrestaurants auf, bietet sie doch aufgrund ihrer beeindruckenden Größe von etwa zehn Zentimetern eine fünf- bis zehnmal ergiebigere Alternative zur viel kleineren Miesmuschel. Auf-

Im Handel werden Grünlippmuscheln unter den Bezeichnungen grüne Muscheln, Grünschalmuscheln, Grünschalen oder greenshell mussles angeboten.

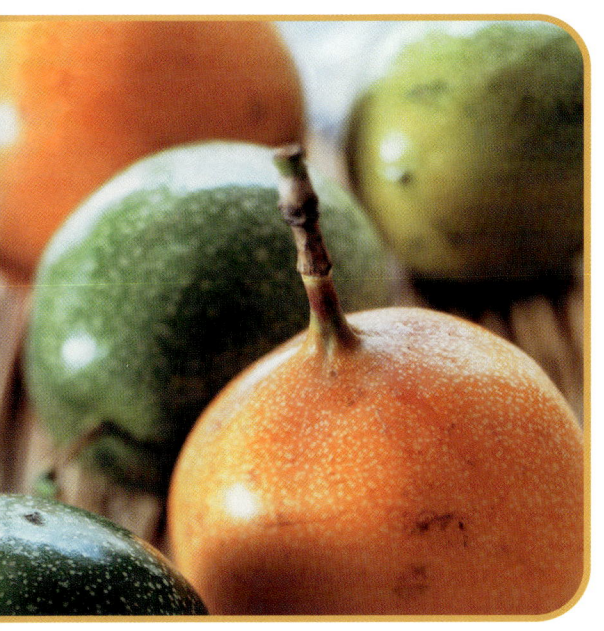

grund ihrer schönen grünen Färbung werden die Halbschalen der Muscheln von Spitzenköchen auch gern als schmückendes Beiwerk zu Meeresgerichten aller Art gereicht. Das Auge isst schließlich mit.

Zubereitung und Geschmack der gesunden neuseeländischen Muscheln entsprechen denen von Miesmuscheln aus der Nordsee. Da die Grünlippmuscheln aufgrund der langen Transportwege in Europa jedoch vorgegart (blanchiert) als Tiefkühlware ankommen, sollten sie nicht zu lange erhitzt werden, sonst werden sie zäh und bekommen eine gummiartige Beschaffenheit.

Grünlippmuscheln gibt es bei ausgesuchten Fischhändlern, in vielen Delikatessengeschäften, in guten Fischrestaurants und in einigen Lebensmittelgeschäften.

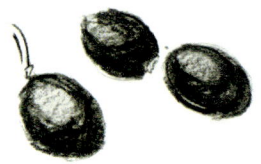

In Weißweinsud (3 PERSONEN)

ZUTATEN

2 bis 2,5 kg tiefgekühlte Grünlippmuscheln / 2 El Olivenöl / 3/4 l Weißwein (trocken) / 5 Knoblauchzehen / 1 Zwiebel / je 2 EL Basilikum und Petersilie Meersalz / Pfeffer

Nehmen Sie die Grünlipp-muscheln etwa eine halbe Stunde vor der Zubereitung aus dem Gefrierfach.

Die Grünlippmuscheln säubern. Knoblauch und Zwiebel schälen, fein hacken und in heißem Öl andünsten. Die tiefgekühlten Muscheln hinzugeben und etwa fünf Minuten unter Rühren mitgaren lassen. Die Kräuter hacken und den Muscheln hinzufügen. Das Ganze mit dem Wein aufgießen, weiter erhitzen, etwa zwei Minuten kochen und anschließend bei geschlossenem Topf ein paar Minuten ziehen lassen.

Den Sud nach persönlichem Geschmack mit Salz und Pfeffer abschmecken und das Gericht mit Weiß- oder Vollkornbrot und Aioli (Knoblauchmayonnaise) servieren.

Mit Gemüse (3 PERSONEN)

ZUTATEN

2 tiefgekühlte Grünlippmuscheln / 3 El Olivenöl / 3/4 l Weißwein (trocken) Gemüsebrühe / 3 Knoblauchzehen / 1 Zwiebel / 2 Möhren / 2 Stangen Lauch 1/4 bis 1/2 Sellerieknolle / 1 EL Thymian / 2 El Petersilie / Meersalz / Pfeffer

Die Grünlippmuscheln säubern. Die Möhren und die Sellerieknolle schälen, den Lauch putzen, den Knoblauch und die Zwiebeln häuten. Alles in kleine Stücke schneiden und unter Rühren in Olivenöl andünsten. So viel Brühe dazugießen, bis das Gemüse bedeckt ist. Alles etwa sieben Minuten kochen. Anschließend die Muscheln, die klein gehackten Kräuter und den Weißwein hinzugeben, das Ganze fünf Minuten kochen und dann ein paar Minuten im geschlossenen Topf ziehen lassen. Mit Salz und Pfeffer abschmecken.

Das Gericht mit Weiß- oder Vollkornbrot und Kräuterbutter servieren.

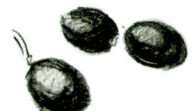

Variante mit Nudeln (4 PERSONEN)

ZUTATEN

1,5 kg tiefgekühlte Grünlippmuscheln / 250 g Nudeln / 50 g Butter
1 Tl Öl / 3/4 l Weißwein (trocken) / 1 bis 2 Zwiebeln / 1 Möhre
1 Stange Lauch / 1/4 Sellerieknolle / 2 Esslöffel Petersilie / Meersalz / Pfeffer

Die Grünlippmuscheln säubern. Zwiebeln, Möhre und Sellerie schälen, den Lauch putzen und waschen. Das Gemüse anschließend fein würfeln und mit der gehackten Petersilie in etwa 1/8 Liter Wasser etwa sieben Minuten lang köcheln. Dann die Muscheln und den Wein hinzufügen und die Brühe weitere fünf Minuten kochen. Mit Salz und Pfeffer abschmecken.

Parallel dazu die Nudeln in einem Topf Salzwasser (plus einem Teelöffel Öl) etwa acht bis zehn Minuten kochen, abtropfen lassen und mit der Butter, den Muscheln und dem Gemüse mischen.

Jetzt kann das Gericht serviert werden. Die Muschelbrühe nach Bedarf über die Nudeln geben.

Fenchel-Nudel-Salat (4 PERSONEN)

ZUTATEN

250 g Nudeln / 1 bis 1,5 kg Miesmuscheln / 2 Fenchelknollen / 3 El Olivenöl
Balsamessig / 100 ml Weißwein (trocken) / 1 Tl Basilikum / 1 Tl Estragon
Meersalz / Pfeffer

Ein Esslöffel Olivenöl erhitzen, die gesäuberten Grünlippmuscheln hinzugeben, kurz in dem Öl schwenken und mit Weißwein ablöschen. Die Brühe salzen und die Muscheln etwa fünf Minuten im geschlossenen Topf garen. Anschließend die Muscheln aus der Schale lösen und den Sud durch ein Sieb gießen. Den Fenchel schälen und fein würfeln, in ein bis zwei Esslöffel Olivenöl kurz anbraten, anschließend mit dem Muschelsud ablöschen und etwa fünf Minuten garen. Danach die fein ge-

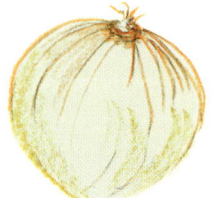

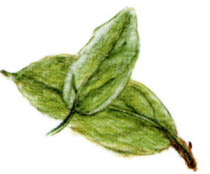

hackten Kräuter hinzugeben und mit Pfeffer, Salz und etwas Balsamessig abschmecken.

Parallel dazu die Nudeln etwa acht bis zehn Minuten in Salzwasser (plus einem Teelöffel Olivenöl) kochen. Das Wasser abschütten und Nudeln, Muscheln und Fenchel mischen. Den Sud (Menge nach persönlichem Geschmack) über die Mischung geben und mit Salz, Pfeffer, Balsamessig und Olivenöl abschmecken.

Das Gericht kann mit Weißbrot serviert werden. Es schmeckt kalt und warm.

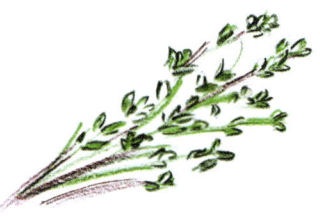

Mit Tomaten (4 PERSONEN)

ZUTATEN

2 kg tiefgekühlte Grünlippmuscheln / 5 El Olivenöl / 1/2 l Weißwein (trocken) / 2 Zwiebeln / 3 bis 6 Knoblauchzehen / 1/2 kg Tomaten 1 Stange Lauch / 2 Stangen Staudensellerie / 2 bis 4 kleine Chilischoten 2 Lorbeerblätter / 1 kleiner Zweig Rosmarin / 3 Zweige Thymian Meersalz / Pfeffer

Die Muscheln säubern. Die Zwiebeln und Knoblauchzehen (Menge nach Bedarf) enthäuten und fein würfeln. Lauch und Selleriestangen putzen und in kleine Stücke schneiden. Das Olivenöl erhitzen und das Gemüse unter Rühren andünsten. Dann die Chilischoten (je nach Geschmack zwei bis vier), die Lorbeerblätter sowie die Blätter der Rosmarin- und Thymianzweige und die (enthäuteten) Tomaten hinzugeben.

Die Mischung etwa fünfzehn Minuten köcheln lassen (Rühren nicht vergessen). Dann den Wein und die Muscheln zur Sauce geben und mit Salz und Pfeffer abschmecken. Das Ganze etwa fünf Minuten kochen.

Das Gericht mit Weißbrot oder Reis servieren.

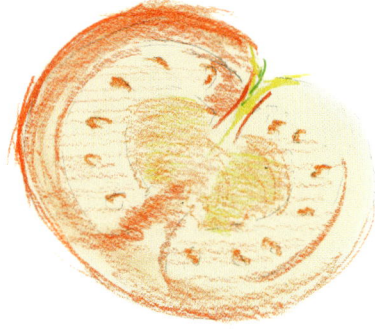

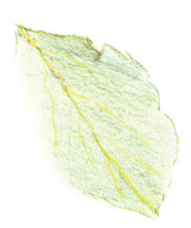

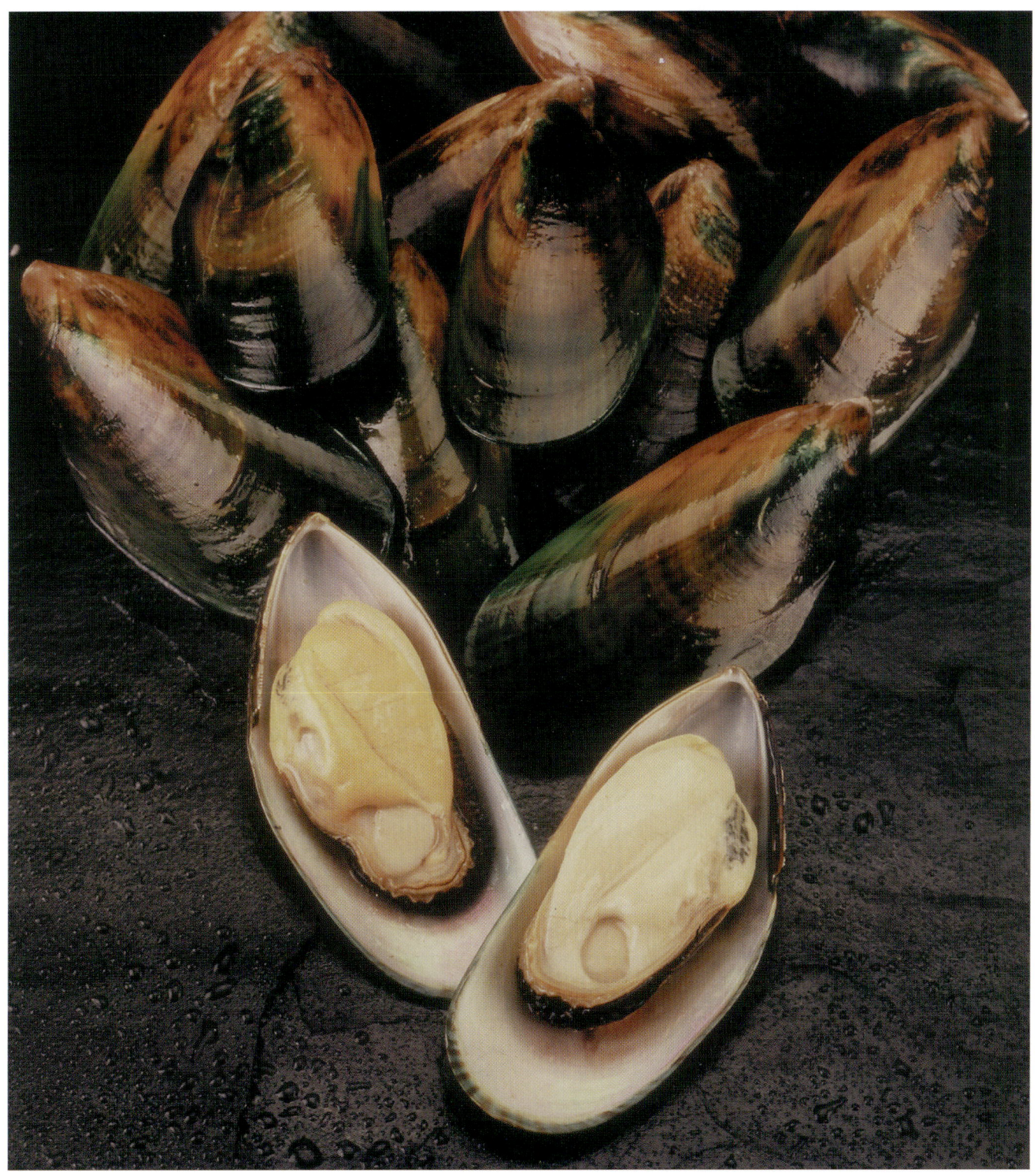

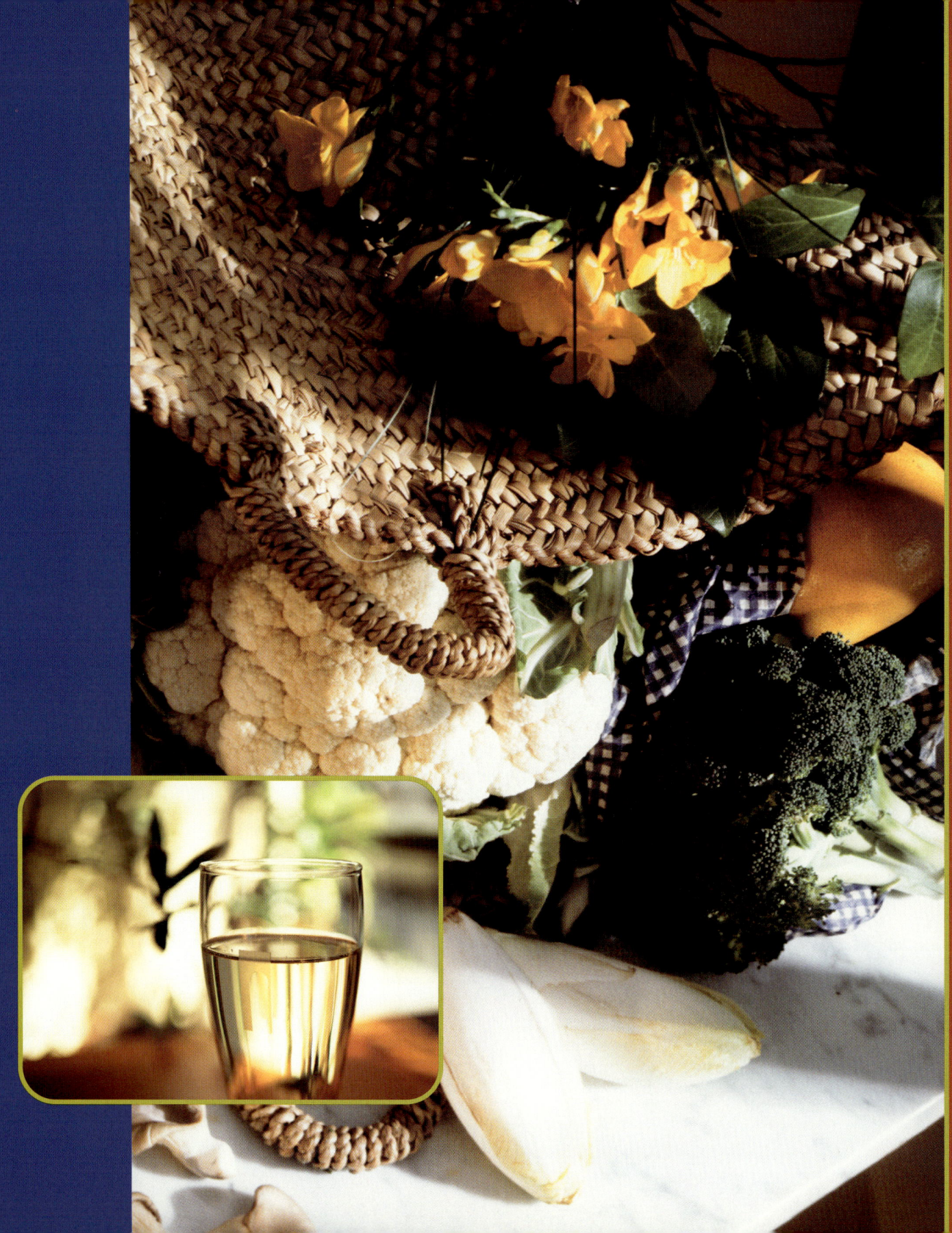

4

Was Ihre **Gelenke** sonst noch brauchen

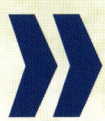 Voraussetzung für die Erhaltung eines gesunden Gelenkapparates bis ins hohe Alter ist eine vernünftige Lebensweise. Neben einer Ergänzung des persönlichen Speiseplans mit den wertvollen Aufbaustoffen der Grünlippmuschel sollte daher jeder auf ausgewogene Ernährung mit vielen Vitaminen und anderen Vitalstoffen, ausreichende Bewegung und eine möglichst stressfreie Lebensweise achten.

WAS IHRE GELENKE SONST NOCH BRAUCHEN

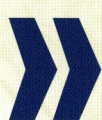 **Von Gelenkversorgern und Radikalfängern**

Was für viele Krankheiten gilt, spielt auch bei Gelenkerkrankungen eine zentrale Rolle: unser Essverhalten. Wenngleich wir heute durch die Medien über die Bedeutung eines ausgewogenen Speiseplans bestens informiert sind, wird dieses Wissen selten zur alltäglichen Praxis. Stattdessen steigt beispielsweise der Pro-Kopf-Verbrauch von Nahrungsfetten in Deutschland rasant. Fleisch kommt fast täglich auf den Tisch – entgegen der Warnungen von Medizinern und allen beängstigenden Tierseuchen zum Trotz. Auch Zucker und Weißmehlprodukte finden reißenden Absatz und bewirken eine zunehmende »Leere« auf unseren vordergründig so vollen Tellern.

Aus diesen Gründen – und einigen anderen, auf die wir später noch eingehen werden – weisen viele Menschen mitten im allgemeinen Überfluss heute einen latenten Mangel an Vitaminen und Spurenelementen auf. Ein ernst zu nehmendes Problem und sicher eine der Hauptursachen für die ständig wachsende Zahl von Gelenkerkrankungen wie Arthrose oder Gicht. Denn sind unsere Gelenke geschwächt, sind sie auf »Hilfe von außen« und damit auf eine ausreichende Zufuhr von Vitalstoffen über die tägliche Nahrung angewiesen.

Was sind Vitalstoffe?

Zu den Vitalstoffen zählen Substanzen, ohne die unser Körper nicht funktionieren könnte, die also für die »Vitalität« des Organismus lebensnotwendig sind – darunter Vitamine, Mineralstoffe sowie Spurenelemente und im weiteren Sinn auch Enzyme.

Hinzu kommt: Rheumatische Erkrankungen beeinträchtigen nicht nur die Funktion der Gelenke, sondern schwächen häufig den gesamten Körper und führen zu

Frühes Vorbeugen hilft ein ganzes Leben:
Richtige Ernährung ist der Quell gesunder Gelenke.

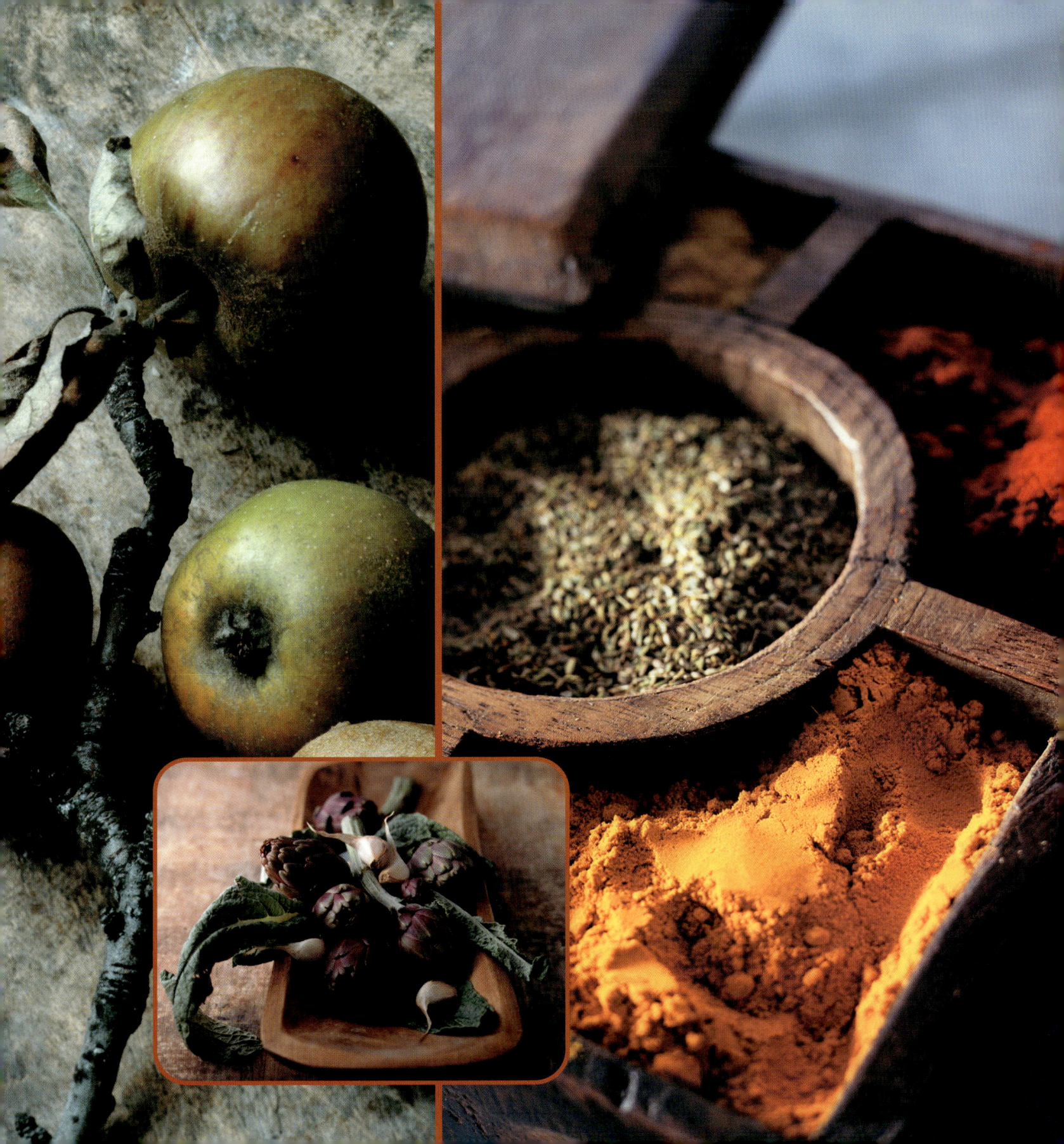

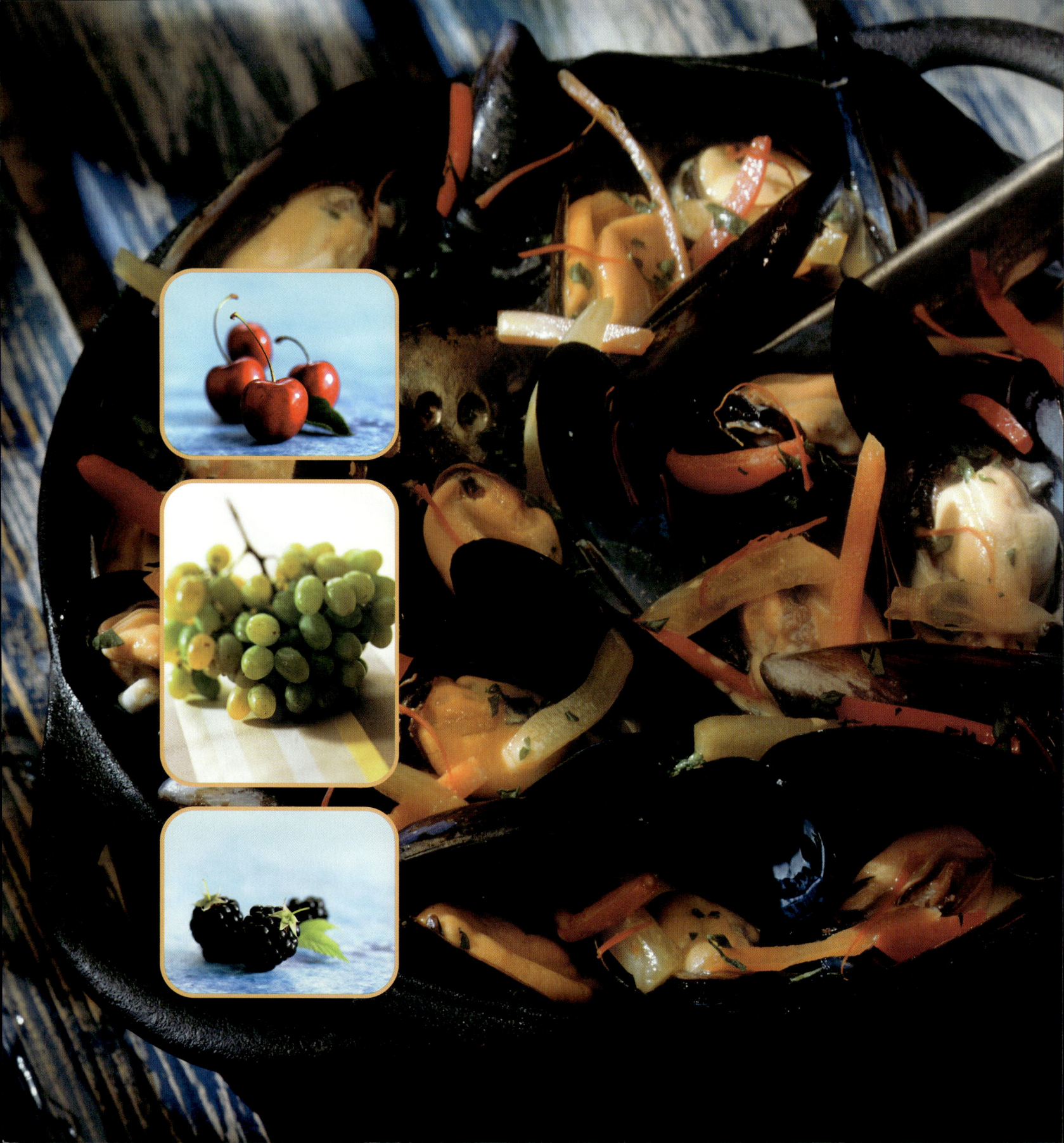

Gewichtsverlusten, einhergehend mit Mangelzuständen. Daher kann in vielen Fällen mit einer ausgewogenen Ernährung sowohl das Allgemeinbefinden gebessert als auch auf den Schmerz und andere Symptome von Gelenkerkrankungen Einfluss genommen werden. Unumstritten ist beispielsweise, dass die Auswahl der Nahrungsmittel (purinarme Kost) mitbestimmend für den Verlauf der Stoffwechselkrankheit Gicht ist (siehe auch Seite 46).

Zehn Tipps zur Ernährung bei Gelenkkrankheiten

- Essen Sie fünfmal täglich Obst und/oder Gemüse.
- Bevorzugen Sie frische Produkte der Saison aus heimischen Anbaugebieten.
- Kochen Sie nährstoffschonend (siehe Kasten, Seite 118).
- Essen Sie zweimal wöchentlich Seefisch.
- Trinken Sie mindestens zwei bis drei Liter Flüssigkeit pro Tag (aber wenig Alkohol und wenig »Zuckriges«).
- Essen Sie möglichst wenig Weißmehl- und industriell hergestellte Fertigprodukte.
- Bevorzugen Sie kaltgepresste pflanzliche Öle mit einem hohen Anteil an mehrfach ungesättigten Fettsäuren – z. B. Omega-3-Fettsäuren wie in Fisch oder Grünlippmuscheln.
- Schränken Sie Ihren Kaffeekonsum ein.
- Reduzieren Sie den Eiweißanteil aus Fleisch und Wurst – es gibt auch leckere pflanzliche Brotaufstriche.
- Achten Sie auf eine reichliche Zufuhr antioxidativ wirksamer Vitamine (A, C, E und Folsäure).

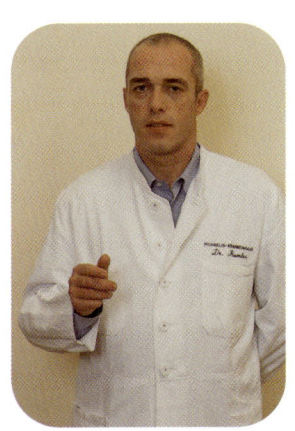

Orthopäden, Rheumatologen und Allgemeinmediziner bestätigen inzwischen: Bei rheumatischen Gelenkkrankheiten kann ein vielseitiger und vollwertiger Speisezettel mit hohem Rohkostanteil kleine Wunder bewirken. Viele der darin enthaltenen Vitalstoffe können entscheidend zur Besserung des Beschwerdebildes beitragen. Darüber hinaus sind sie ein absolutes »Muss« für jeden, der aktiv zur Verhütung von Gelenkverschleiß beitragen will.

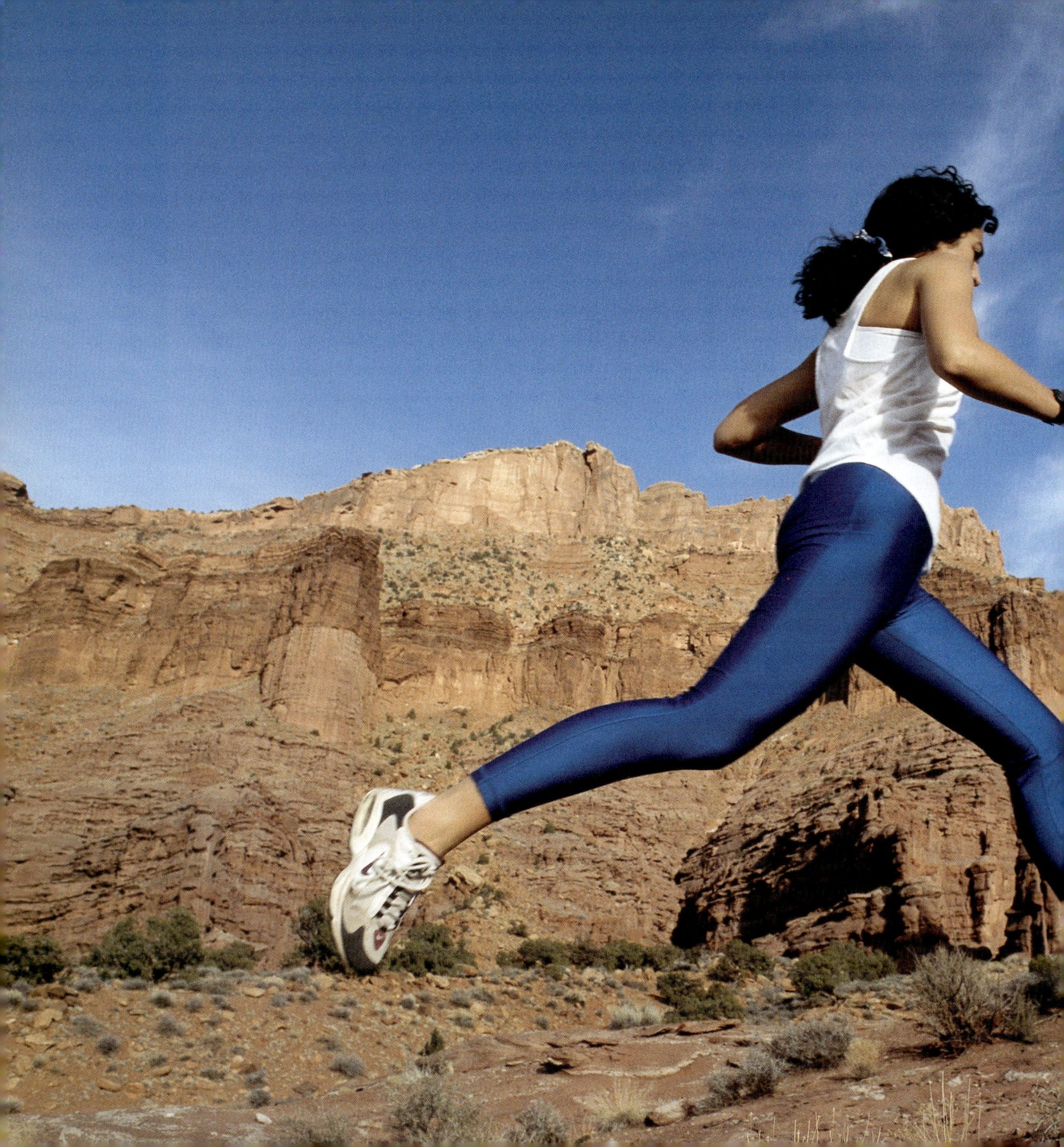

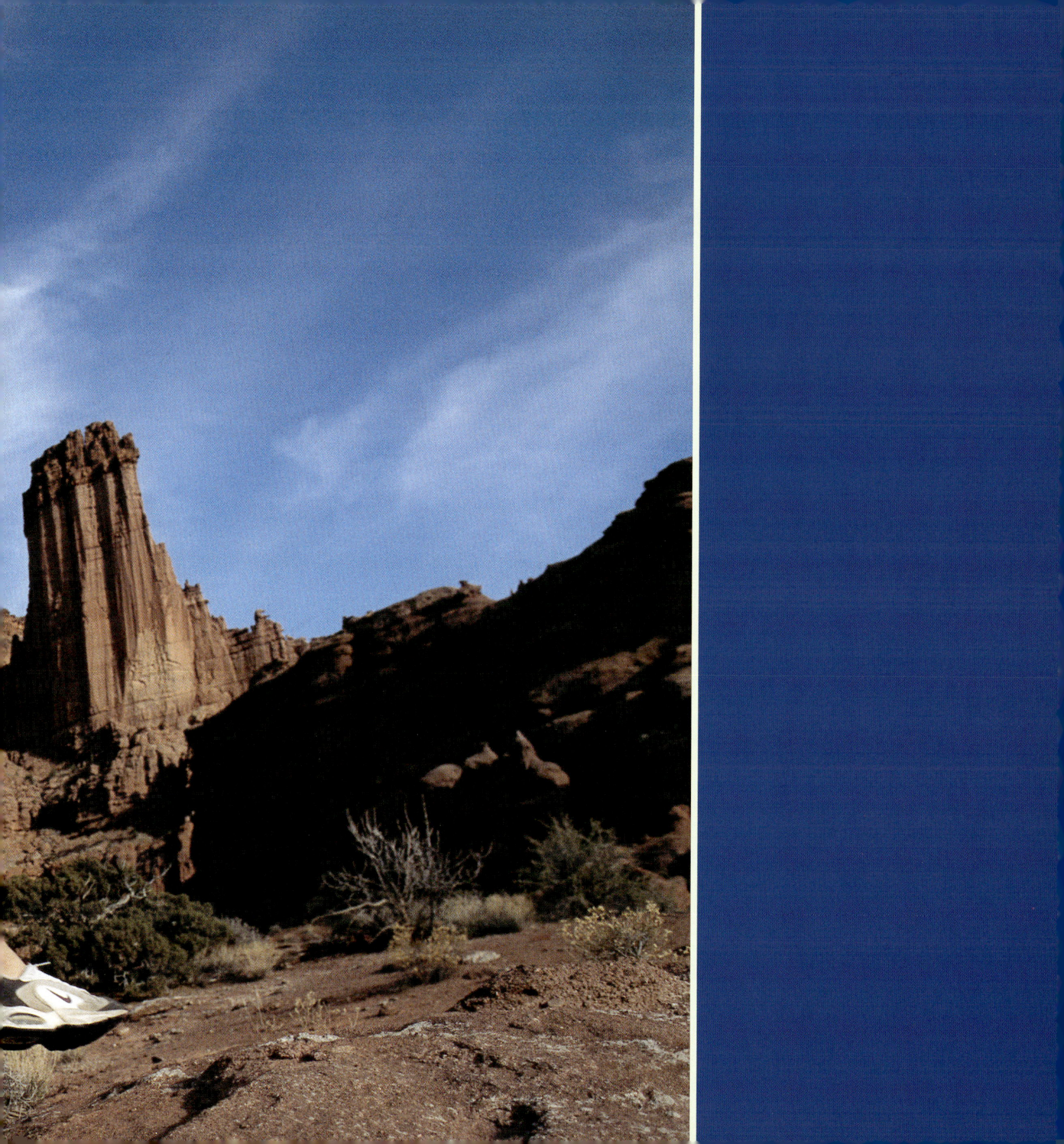

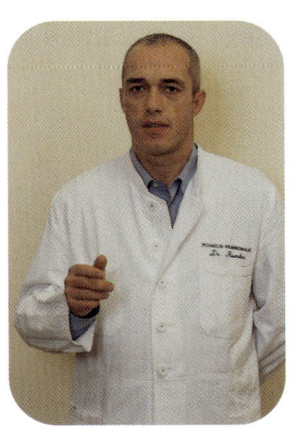

Hier lauern Radikale:

- **Zigaretten und Alkohol**
- **Strahlung (auch UV-Licht)**
- **Umweltgifte (Ozon, Pestizide etc.)**
- **Negativer Stress**
- **Starke körperliche oder geistige Belastung**

Hier lauern freie Radikale

Es gibt wohl kaum einen gesundheitsbewussten Menschen, der heute noch nichts von freien Sauerstoffradikalen gehört hat. Aber was genau verbirgt sich dahinter? »Radikale« klingen nicht nur aggressiv, sie benehmen sich auch so: Die gefährlichen Moleküle zerstören unsere Zellen, sie verändern, schädigen und zerstören die Erbsubstanz, Zellstrukturen, Enzyme sowie andere lebenswichtige Stoffe. Die Attacken können den Organismus nachhaltig beeinträchtigen. Eine Vielzahl von Krankheiten sollen nach neuesten Erkenntnissen durch freie Radikale begünstigt oder sogar ausgelöst werden, darunter so bedrohliche wie der Schlaganfall. Überall dort, wo die biochemische Balance im Körper gestört ist, tummeln sich freie Sauerstoffradikale – also auch in durch Arthrose oder Arthritis geschädigten Gelenken.

Entzündungsherde (z. B. bei Arthrose oder chronischer Polyarthritis) sind Tummelplätze für freie Radikale.

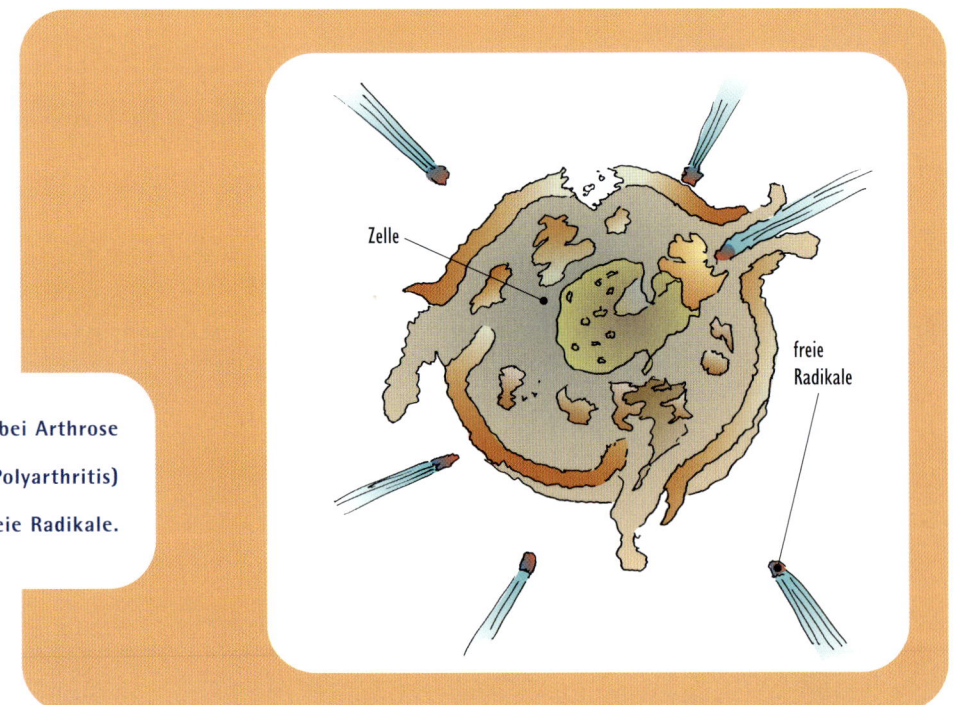

Zelle

freie Radikale

Wer permanentem Termindruck und hohen Belastungen im Beruf oder Privatleben ausgesetzt ist, bei dem lässt der Angriff freier Radikale nicht lange auf sich warten.

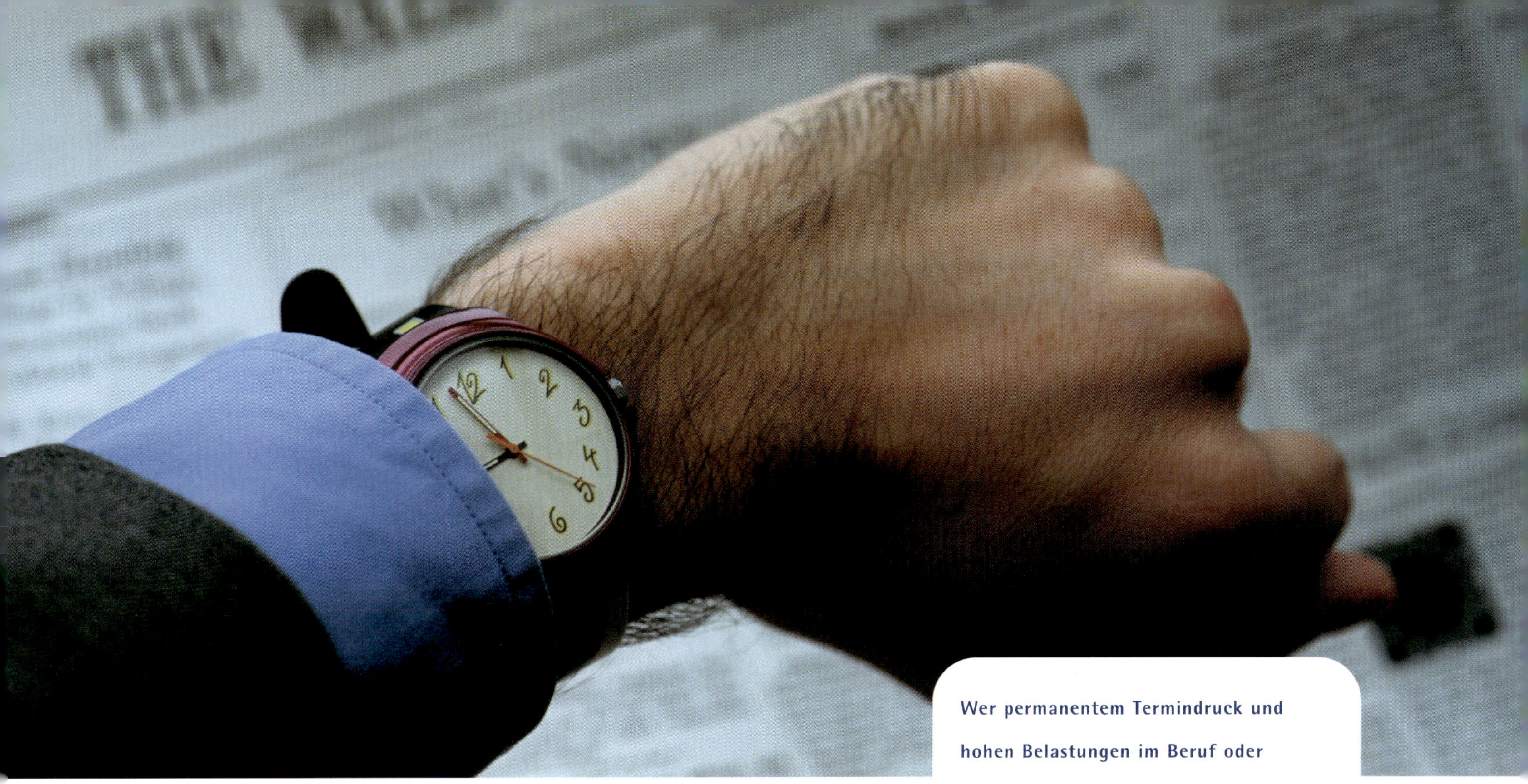

Mehr Licht und weniger Stress – sieben Tipps zur Vermeidung freier Radikale

- Meiden Sie Konsumgifte (wie Alkohol und Nikotin).
- Vermeiden Sie Sauerstoffmangel (Lüften!).
- Bewegen Sie sich regelmäßig.
- Reduzieren Sie negativen Stress.
- Vermeiden Sie den unnötigen Konsum radikalbildender Medikamente.
- Meiden Sie gehärtete Fette, verwenden Sie stattdessen Öle mit mehrfach ungesättigten Fettsäuren.

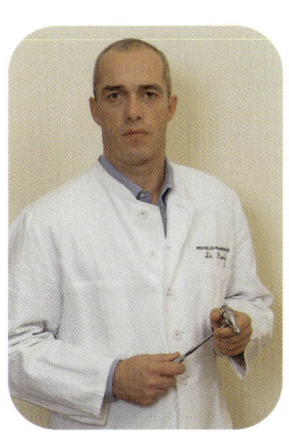

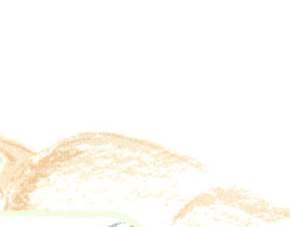

Wichtige Vitamine –
die Radikalfänger A, C und E

Im Kampf gegen die zerstörerischen Angriffe freier Radikale gibt es nur zwei wirksame Waffen: entweder Stress, Umweltgifte und den Kontakt mit anderen Radikalbildnern zu vermeiden – was angesichts der vielen Belastungen durch die Umwelt und im Alltag wohl nie vollständig gelingen wird – oder die Angreifer mit Hilfe von Vitalstoffen zu bändigen. Die Vitamine A, C und E beispielsweise bieten einen hervorragenden Schutz vor diesen aggressiven Substanzen: Als Antioxidantien verhindern sie, dass die reaktionsfreudigen Radikale ihrer Lieblingsbeschäftigung nachgehen und Substanzen oder Strukturen in den menschlichen Körperzellen durch Oxidation chemisch so verändern, dass sie ihre Funktion nicht mehr ausüben können. Stattdessen bieten sich die »Anti-Oxidantien« zur Oxidation an und werden bei diesem Prozess ihrerseits zerstört. Dadurch wächst der Bedarf an diesen Vitaminen, und wir müssen ständig für Nachschub über die Nahrung sorgen.

Provitamin A – das Zwitterwesen

Leber ist eine der reinsten Vitamin A-Quellen, sollte aber wegen ihres vergleichsweise hohen Schadstoffanteils nur in Maßen verzehrt werden. Eine gute Alternative sind Möhren.

… heißt auch Beta-Carotin und sorgt schon durch seinen Doppelnamen für einige Verwirrung. Denn reines Vitamin A gibt es nur in tierischem Gewebe und dort vor allem in Innereien; in der Pflanzenwelt existieren nur dessen Vorstufen in Form von Provitamin A. Beziehen wir also Provitamin A aus Pflanzen – die gesündere Variante, weil auf diese Weise keine für den Körper gefährlichen Überdosierungen erfolgen können –, dann muss der Körper es aus seiner Vorstufe erst einmal in das »richtige« Vitamin A umwandeln. Das erledigt die Darmschleimhaut – aber immer erst dann, wenn es vom Organismus angefordert wird. Nicht umgewandeltes Provitamin A wirkt im Organismus als Antioxidans, indem es z. B. die bei Entzündungen in den Gelenken vermehrt gebildeten freien Radikale unschädlich macht.

Vitamine und Mineralien sind keine Eigenbrötler: Nur im Team entfalten sie ihre optimale Schutzkraft.

Diese wichtige Funktion kann es allerdings nur in Kooperation mit den beiden anderen Zellschutzvitaminen C und E ausüben. Und um es noch ein wenig komplizierter zu machen, wird für die Freisetzung von Vitamin A im Körper auch noch ein ausreichender Zinkspiegel benötigt. Wer also Provitamin A als Nahrungsergänzung nimmt, sollte gleichzeitig immer auch Zink ergänzen, weil er sonst die Gefahr läuft, das Vitamin ungenutzt wieder auszuscheiden.

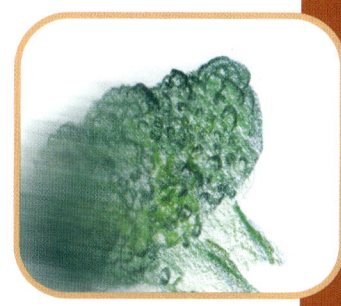

BEDARF: Laut Empfehlung der Deutschen Gesellschaft für Ernährung (DGE) sind etwa sechs Milligramm Provitamin A pro Tag der Tagesbedarf eines erwachsenen Menschen.

In diesen Lebensmitteln steckt besonders viel Provitamin A: Brokkoli, Möhren, Spinat, Petersilie, Aprikosen, Mangos und gelbe Melonen.

Vitamin C – der Immun-Bewahrer

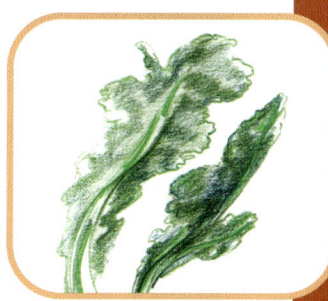

... ist wohl das bekannteste und vielleicht auch am besten erforschte Vitamin. Seine Karriere als »Grippekiller« begann der auch als Ascorbinsäure bezeichnete Vitalstoff bereits in den frühen 60er Jahren. Aber Vitamin C kann sehr viel mehr als nur Schnupfenviren bändigen. Es ist zugleich ein hochwirksames Antioxidans, und neueren Untersuchungen zufolge spielt die Substanz sogar in der Krebsvorsorge eine wichtige Rolle. Bei Gelenkerkrankungen wie Arthrose hat Vitamin C eine elementare Bedeutung, weil es einerseits vor freien Radikalen schützt und andererseits aktiv am Aufbau vom Bindegewebe in Gelenkknorpel und -kapsel beteiligt ist. Es verschweißt Eiweiß und andere Substanzen zu unzerreißbarem Kollagen und bestimmt damit die Widerstandsfähigkeit des menschlichen Gelenkknorpels.

Mangelt es an Vitamin C, wird das Knorpelgewebe weich und verschleißt leichter.

BEDARF: Die DGE empfiehlt eine tägliche Zufuhr von 100 Milligramm Vitamin C für Erwachsene.

In diesen Lebensmitteln steckt besonders viel Vitamin C: Erdbeeren, Kiwis, Zitrusfrüchte, schwarze Johannisbeeren, Paprika, Sanddorn, Kartoffeln.

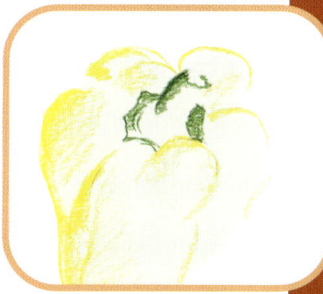

Entzündliche Prozesse in den Gelenken erhöhen den Bedarf an Vitamin C erheblich.

Vitamin E – der Jungbrunnen

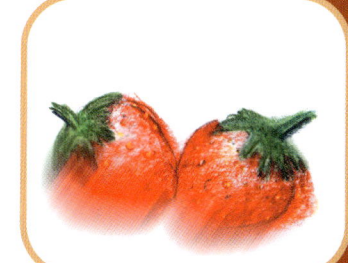

... wird auch als D-alpha-Tocopherol bezeichnet. Das Vitamin verlangsamt die Zellalterung und beschleunigt Reparaturprozesse in allen Geweben. Als Antioxidans spielt der Vitalstoff bei entzündlich-rheumatischen Erkrankungen eine besondere Rolle, denn freie Radikale treten bei Gelenkentzündungen gehäuft auf, greifen das Gewebe an und verstärken die Entzündung, wodurch wiederum vermehrt Radikale gebildet werden. Ein Teufelskreis entsteht – und wird durch Vitamin E unterbrochen: Der Vitalstoff neutralisiert die aggressiven Radikale und verhindert so, dass sie den durch die Krankheit ohnehin geschwächten Organismus zusätzlich schädigen. Zudem wirkt Vitamin E Entzündungsvorgängen direkt entgegen, indem es die Synthese der an der Entstehung von Entzündungen beteiligten Prostaglandine hemmt.

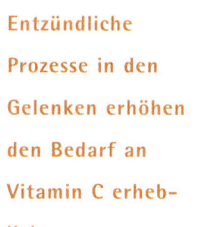

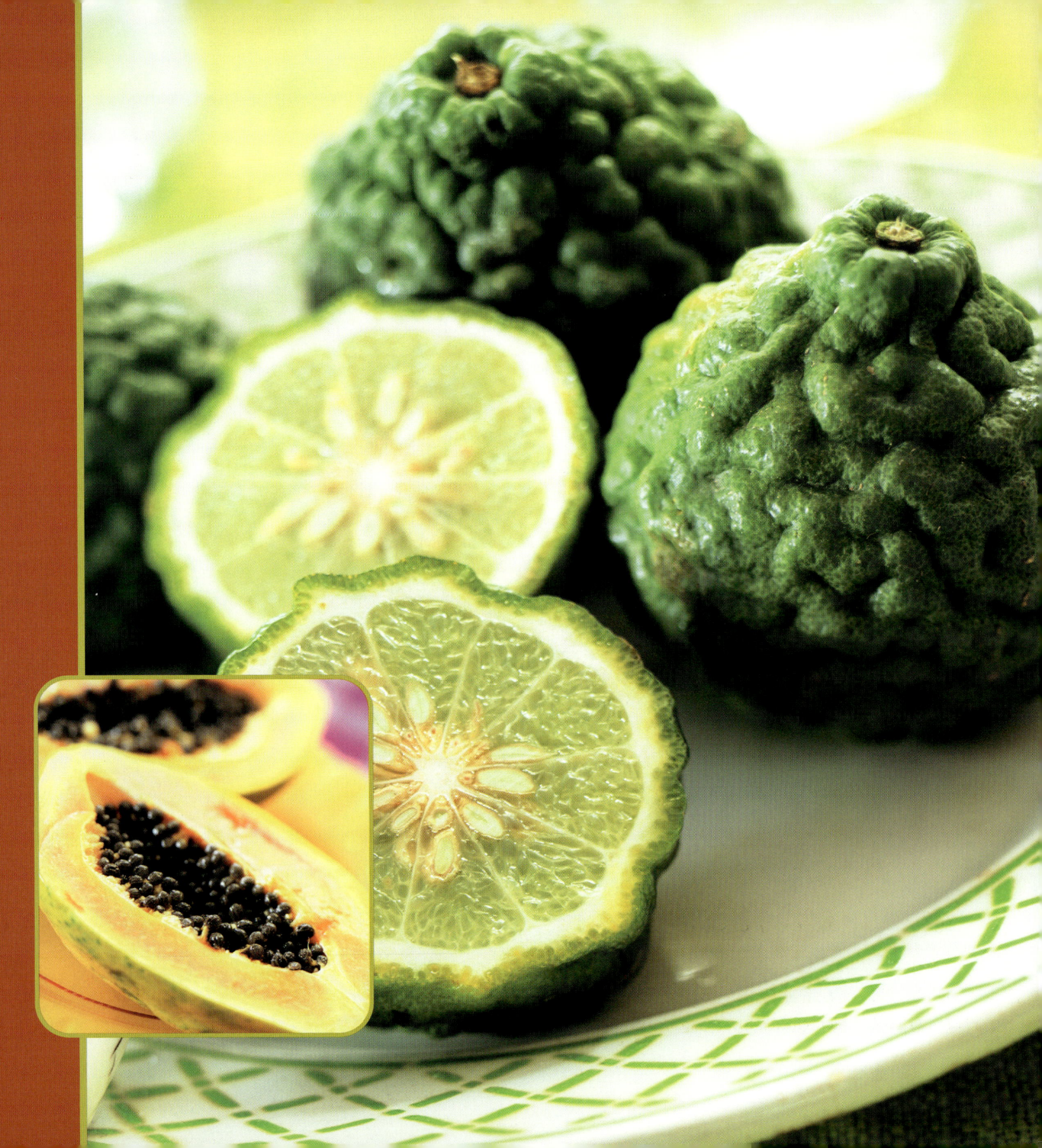

BEDARF: Die empfohlene Tagesdosis der DGE liegt für Erwachsene bei zwölf Milligramm Alpha-Tocopherol. Für körperlich hoch aktive Menschen und zur Vorbeugung von Krankheiten werden in der einschlägigen Literatur höhere Dosierungen, zur Therapie sogar bis zu 800 Milligramm empfohlen. Vitamin E in höherer Konzentration lässt sich fast nur über Nahrungsergänzungen zuführen. Um z.B. 100 Milligramm Tocopherol aufzunehmen, müsste man täglich eine Tasse Olivenöl oder ein Kilogramm Erdnüsse verspeisen!

In diesen Nahrungsmitteln steckt besonders viel Vitamin E: Nüsse, Avocados, Weizenkeime, pflanzliche Öle, Soja, Brombeeren.

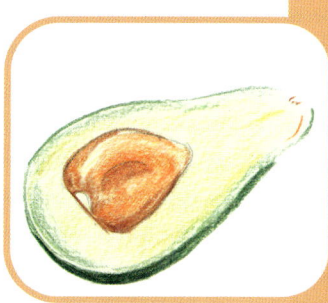

Hilfe bei Gelenkentzündungen belegt

Dank zahlreicher Studien und Untersuchungen weiß man heute sicher, dass Vitamin E bei aktivierten Arthrosen und bei Arthritiden in hohen Dosierungen nebenwirkungsfreie Unterstützung bietet. Aufgrund seiner zellschützenden und entzündungshemmenden Eigenschaften lindert Vitamin E Schmerzen und hilft auch bei Gelenksteifigkeit und Schwellungen.

Sensible Zellhelfer – die B-Vitamine

Ein besonderer Bedarf an Vitaminen der B-Gruppe besteht immer dann, wenn der Körper starken äußeren oder inneren Belastungen ausgesetzt ist. Zwei Vitamine der umfangreichen B-Gruppe haben sich als besonders wichtige »Gelenkhelfer« profiliert.

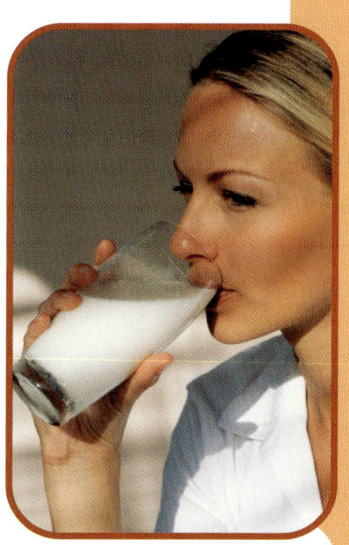

Vitamin B$_6$

oder Pyridoxin benötigt der Körper für seinen Eiweißstoffwechsel. Nur wenn genügend B$_6$ im Körper kursiert, können Knorpelstrukturen effektiv regeneriert werden. Das Vitamin sorgt überdies für die Bildung des Bindegewebes in den Gelenken, den Bändern, Sehnen und der Haut. Menschen, die sich sehr eiweißreich ernähren (zum Beispiel Sportler), sollten unbedingt auf eine ausreichende Vita-

Lichtscheu: Vitamin B$_6$ aus Milch verflüchtigt sich bereits bald, nachdem die Milch dem Licht ausgesetzt worden ist. Vitamin B$_6$ ist ein Muss in unserer täglichen Nahrung, weil es im Körper nicht gespeichert werden kann.

min B$_6$-Aufnahme achten. Eine Unterversorgung mit dem Vitalstoff kann zu gravierenden Wachstumsstörungen führen.

BEDARF: Während die DGE Mengen von etwa 1,5 Milligramm täglich (Erwachsene) für ausreichend hält, gehen andere Ernährungswissenschaftler von einem höheren Bedarf vor allem zu Therapiezwecken aus.

Vitamin B$_9$

... oder Folsäure ist ein wasserlösliches Vitamin, das ebenfalls der B-Gruppe entstammt. Folsäure – auch Vitamin B$_9$ genannt – spielt eine wesentliche Rolle bei Zellteilung und Zellwachstum und wird überall im Körper benötigt. Bei einer medikamentösen Arthritistherapie und bei der Einnahme von antibiotischen Präparaten lindert Folsäure die mitunter starken Nebenwirkungen solcher Therapeutika. Ein Folsäuredefizit ist der am häufigsten vorkommende Vitaminmangel in Deutschland. Das mag an der Sensibilität des Vitamins liegen: Weder Wasser, noch Licht oder Wärme mag der Vitalstoff besonders. In vielen Küchen wird Folsäure einfach »totgekocht«. Hinzu kommt, dass industriell hergestellte Nahrung oft nur minimale Mengen des Vitamins enthält und Folsäure nur in geringen Mengen in unserem Körper gespeichert wird.

BEDARF: Die empfohlene tägliche Dosis an Folsäure liegt bei erwachsenen Frauen und Männern laut DGE bei 400 Mikrogramm.

Licht genießen: UV-Strahlung regt den Stoffwechsel und die Vitamin-D-Produktion an. Doch Achtung: Ein Zuviel an Sonne fördert die Bildung freier Radikale!

Der Sonderling Vitamin D

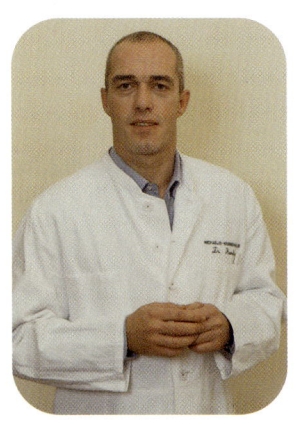

Vitamin D reguliert den Gehalt von Kalzium und Phosphor im Blut. Damit sorgt es für permanenten »Baustoffnachschub« in unseren Knochen. Eigentlich dürfte kein Mangel an diesem Vitalstoff herrschen, denn das Vitamin bekommen wir »kostenlos« via Sonnenlicht.

Etwa zehn bis 20 Minuten täglicher Aufenthalt im Freien – auch bei »Schmuddelwetter« – reicht aus, um genügend Vitamin D im Körper zu bilden. Trotzdem leiden gut 40 Prozent aller Menschen ab dem 50. Lebensjahr unter einem Vitamin-D-Mangel – einer überaus ernst zu nehmenden Ursache der Knochenkrankheit Osteoporose.

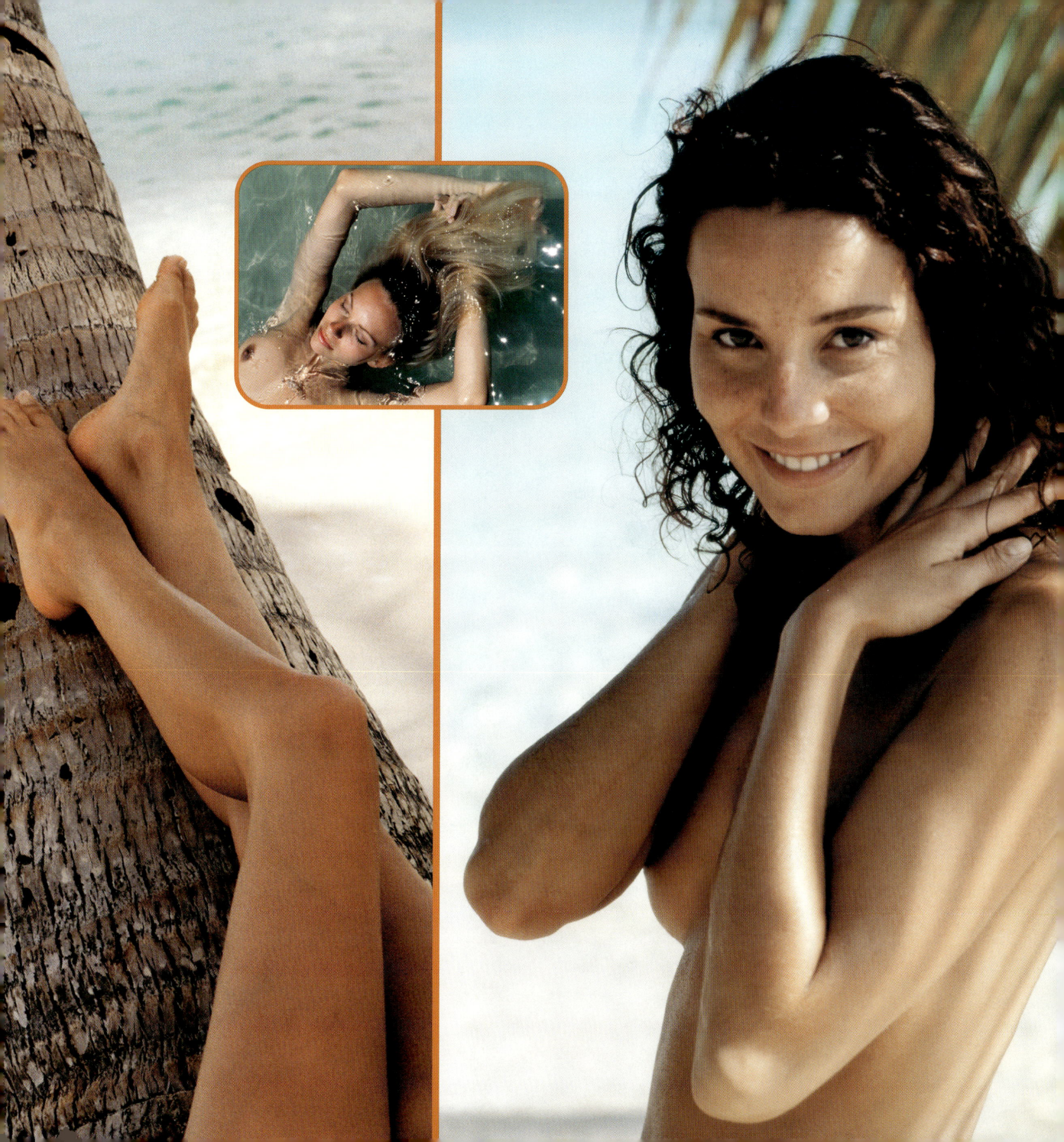

BEDARF: Laut DGE beträgt die Tagesdosis eines Erwachsenen fünf Mikrogramm. Menschen ab 65 Jahre sollten zehn Mikrogramm Vitamin D täglich zuführen.

Nährstoffmangel trotz bewusster Lebensweise

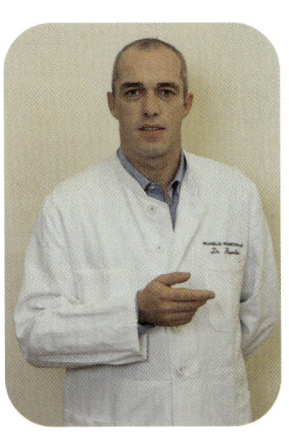

Der Blick auf das komplexe Wesen und die vielschichtige Wirkung einzelner Vitamine macht klar, warum es nicht einfach ist, die individuell richtige Zufuhrmenge zu finden. Selbst die Mindestversorgung mit den zuvor beschriebenen Vitaminen, aber auch mit Mineralstoffen wird – trotz aller Umsicht – mit einer ausgewogenen Mischkost oft nicht erreicht. Dafür gibt es allerlei Gründe:

- falsche und zu lange Lagerung der Lebensmittel;
- zu lange Garzeiten bei zu hoher Temperatur;
- falsche Kombination von Lebensmitteln (Provitamin A kann ohne gleichzeitige Fettzugabe nicht vom Körper resorbiert werden);
- Konsum von »Nährstoffkillern« (Alkohol vernichtet große Mengen an B-Vitaminen, Magnesium und Zink);
- mineralstoffarme Böden.

Magere Kost: Spinat macht schon lange keine Popeyes mehr.

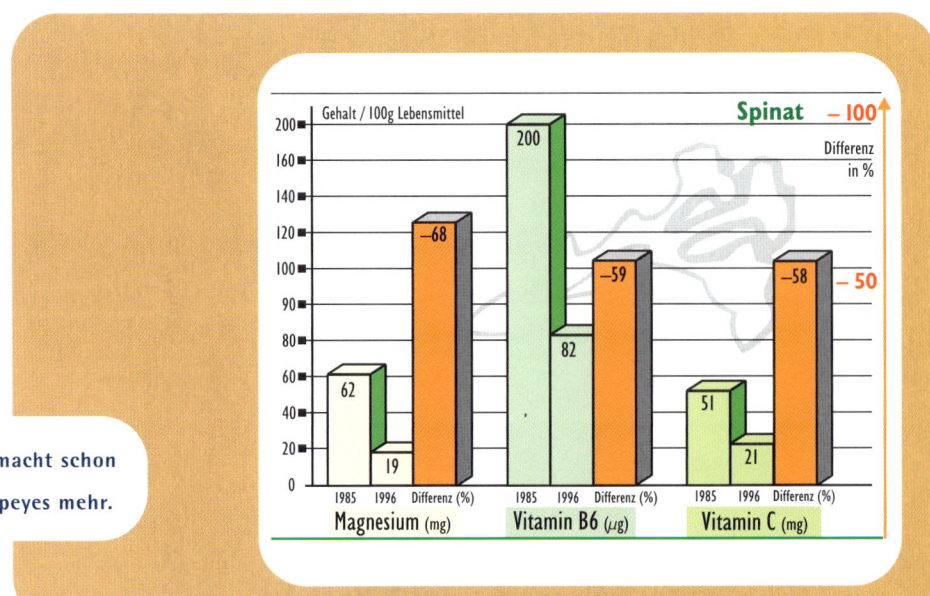

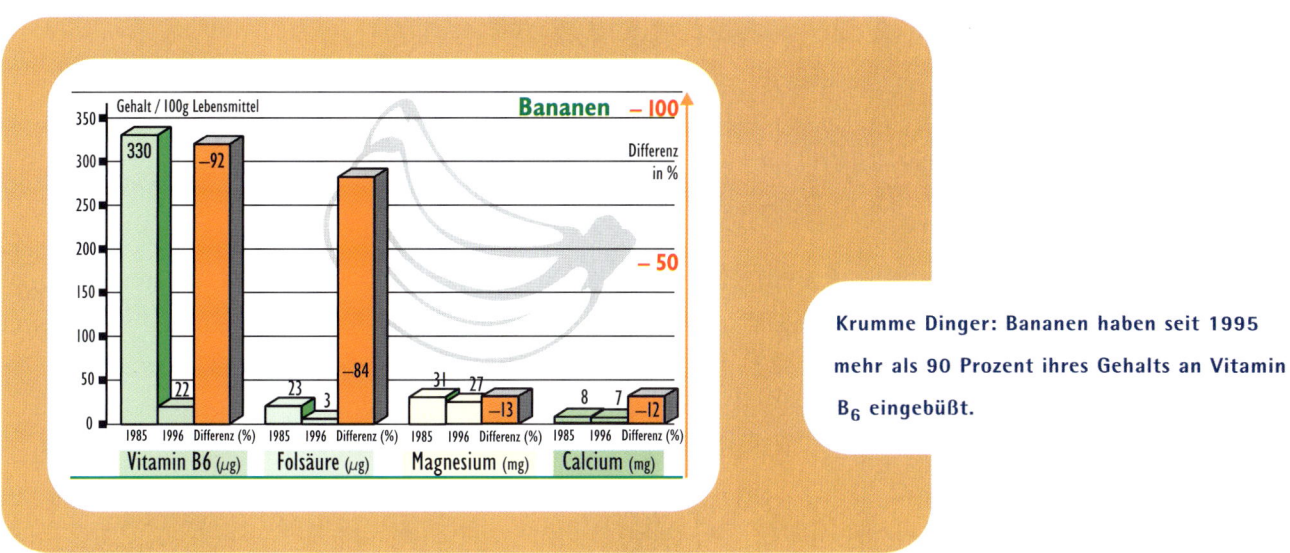

Gehalt / 100g Lebensmittel — Bananen −100

Vitamin B6 (μg)			Folsäure (μg)			Magnesium (mg)			Calcium (mg)		
330	22	−92	23	3	−84	31	27	−13	8	7	−12
1985	1996	Differenz (%)	1985	1996	Differenz (%)	1985	1996	Differenz (%)	1985	1996	Differenz (%)

Krumme Dinger: Bananen haben seit 1995 mehr als 90 Prozent ihres Gehalts an Vitamin B_6 eingebüßt.

Frischkost: schöne Optik – nichts dahinter?

Auch in reichen Industrienationen wie Deutschland greifen Mangelerscheinungen um sich. Relativ neu ist dabei die Erkenntnis, dass nicht allein Fast-Food-Mentalität, Stress und falscher Umgang mit Lebensmitteln unsere Nährstoffdepots »leeren«. Auch Obst und Gemüse sind hierzulande nicht mehr das, was sie einmal waren. So hat sich laut einer vergleichenden Langzeitstudie (Furmanek, 1999) der Vitamin- und Mineralstoffanteil diverser Lebensmittel binnen elf Jahren mehr als halbiert! Besonders drastisch fielen die Verluste bei den Vitalstoffen in Spinat und Bananen (siehe Säulendiagramme) aus.

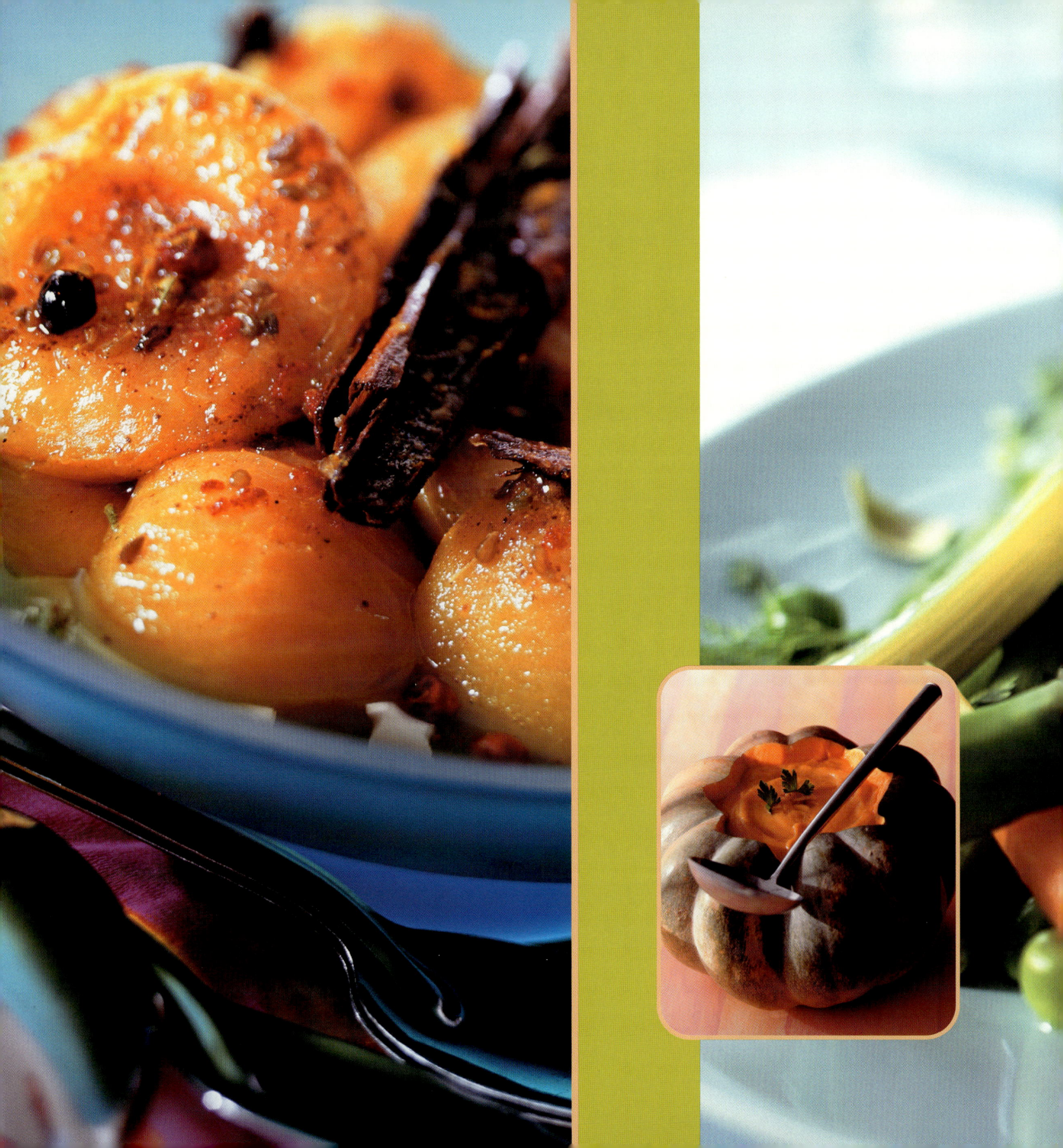

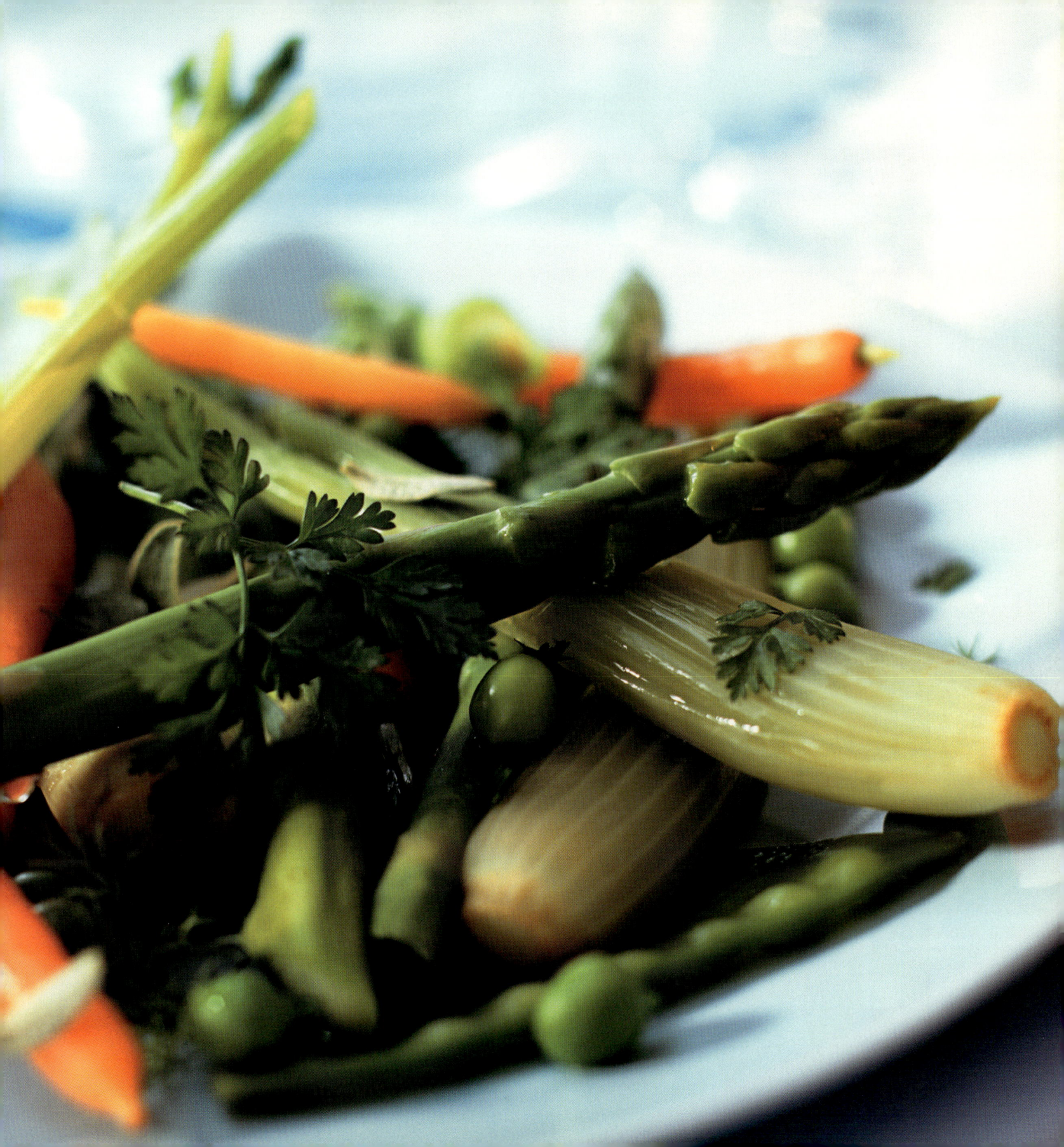

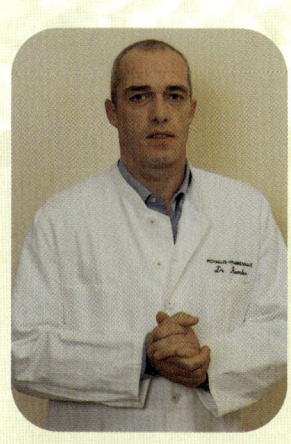

Kleiner Kurs in Nährstoffschonung

1. **Kühl und dunkel lagern!**

   Obst und Gemüse sollten nicht bei Zimmertemperatur aufbewahrt werden. Schon 20 °C bewirken nach zwei Tagen einen erheblichen Vitaminverlust.

2. **Nicht wässern!**

   Obst und Gemüse nur kurz unter fließendem Wasser waschen, sonst landen Vitamine und Mineralstoffe im Abfluss und nicht im Magen.

3. **Sparsam schälen!**

   Weniger ist mehr, dann bleiben Nährstoffe weitestgehend erhalten.

4. **Zügig verarbeiten!**

   Obst und Gemüse ist licht- und sauerstoffempfindlich und sollte daher bald roh verzehrt oder gegart werden.

5. **Kein »Totkochen«!**

   Vitamine sind hitzeempfindlich. Je länger die Garzeit und je höher die Temperatur, desto weniger Vitamine bleiben erhalten. Wer Gemüse in Salzwasser gart und das Kochwasser anschließend abgießt, verzehrt überwiegend leere Zellulosestoffe.

6. **Lieber »schocken« als schimmeln!**

   Wer entgegen der Planung einmal keinen Gebrauch von frischem Gemüse macht, kann es nach kurzem Blanchieren schockfrosten. So bleiben die Nährstoffe bis zur Verarbeitung weitestgehend erhalten.

7. **Kurzen Prozess mit Tiefkühlkost!**

   Wenn Tiefkühlgemüse verwendet wird, sollte der Auftauprozess kurz sein: lieber zügig und schnell erhitzen als stundenlang bei Zimmertemperatur auftauen lassen.

Vitaminverluste
durch Lagerung

Vitamin-C- und Beta-Carotin-Verlust durch dreistündige Lagerung (%)			
Lebensmittel		**im Schatten**	**im Sonnenlicht**
Kopfsalat	Vitamin C	11	39
	Beta-Carotin	9	20
Endivie	Vitamin C	30	51
	Beta-Carotin	7	17
Feldsalat	Vitamin C	26	63
	Beta-Carotin	8	36

Magere Böden und Gifte, die vom Himmel fallen

Für den auffälligen Nährstoffverlust bereits bei frisch geernteten Rohprodukten werden in erster Linie intensiver Ackerbau und die Ablagerung von Umweltgiften im Boden verantwortlich gemacht. H.G. Berner beschreibt in seinem Buch »An vollen Töpfen verhungern« (1997) das wohl populärste dieser Phänomene, den sauren Regen: »Der saure Regen enthält (...) Schwefel, der im Boden (...) Selen für die Pflanzen unverfügbar macht. Die Pflanze kann diese Verbindung nicht mehr aufnehmen, ein Selenmangel in unserer Nahrung ist die Folge.« Auch für den verringerten Magnesiumgehalt in unseren Nutzpflanzen macht Berner den sauren Regen verantwortlich: »Er setzt im Boden Aluminium frei, das mit dem dort ebenfalls vorkommenden Magnesium konkurriert. Die Pflanzen bevorzugen Aluminium, der Magnesiumgehalt im Gemüse geht drastisch zurück.«

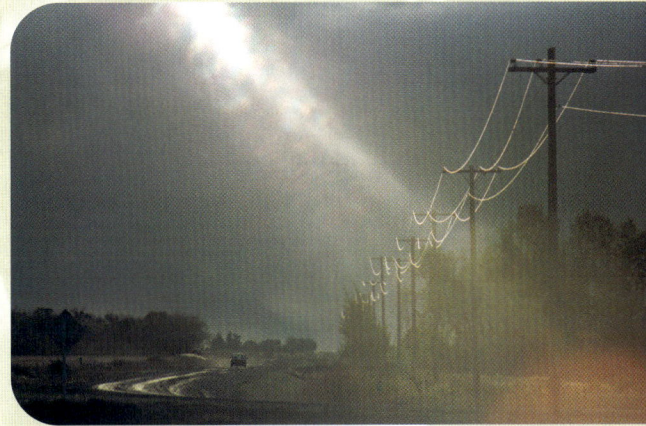

Der moderne Mensch braucht mehr Vitalstoffe

Wachsende Umweltverschmutzung und Schadstoffe in Luft und Wasser beeinflussen die gesamte Nahrungskette: Sie reduzieren nicht allein den Nährstoffgehalt von Obst, Gemüse – und damit von Fleisch, denn Rind und Schwein bekommen schließlich auch weniger Vitalstoffe –, sie bewirken für Mensch und Tier zugleich einen ungleich höheren Bedarf an Vitalstoffen als etwa zu Beginn des Industriezeitalters. Durch die Schadstoffbelastung unserer Umwelt bildet unser Körper heute mehr freie Sauerstoffradikale denn je. Zu deren Entschärfung müssen stets ausreichend antioxidativ wirksame Vitamine in unserem Organismus kursieren. Mangelt es daran, haben die Radikale leichtes Spiel in unseren Zellen. Für einen Arthrosepatienten hat das ganz konkrete Folgen: deutlich schnelleren Gelenkverschleiß.

Eine kränkelnde Umwelt produziert auch weniger Vitalstoffe für den Menschen.

Durch die Schadstoffbelastung unserer Umwelt bildet unser Körper heute mehr freie Sauerstoffradikale denn je.

Nahrungsergänzungen helfen haushalten...

Wenn schon die Grundversorgung mit den lebenswichtigen Vitaminen durch die tägliche Ernährung nicht gewährleistet ist, wie sollen sie dann erst zu aktiven Helfern bei Gelenkkrankheiten werden? Die Frage ist absolut berechtigt. Um das Gesundheitspotenzial der Vitalstoffe bei Gelenkkrankheiten und Mangelzuständen

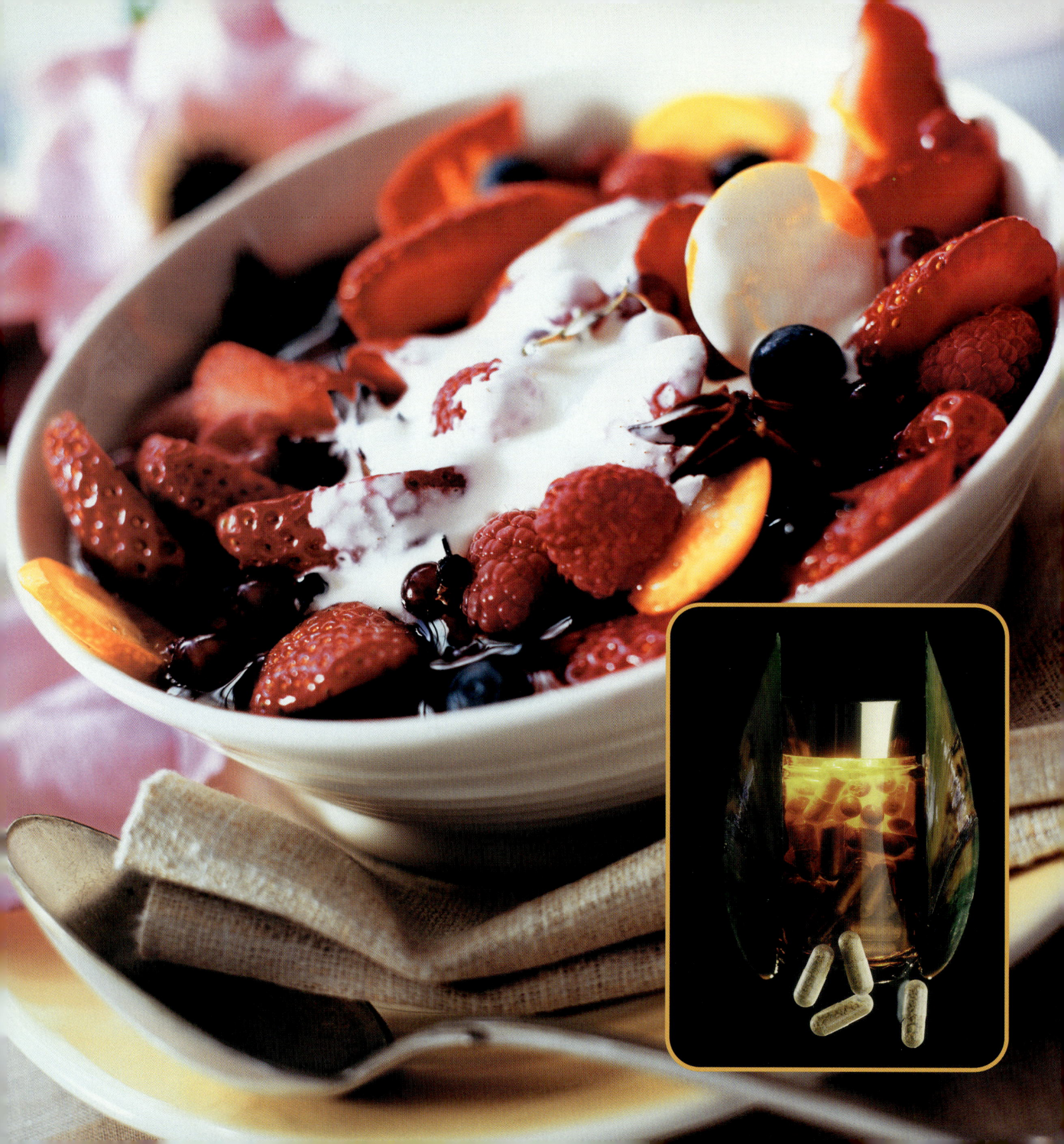

zu nutzen, bedarf es in der Regel Vitalstoffergänzungen aus den wichtigsten Vitaminen, Mineralstoffen und Spurenelementen. Dabei sollte man immer berücksichtigen, dass die Einnahme einzelner Vitamine, besonders der kooperativen Antioxidantien A, C und E sinnlos ist. Nur eine breite, aufeinander abgestimmte Palette sich ergänzender Vitamine bringen den gewünschten »Vitalschub«.

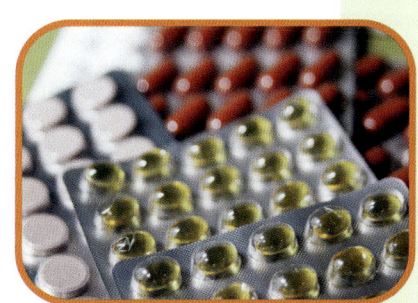

... sind aber kein Freifahrtschein

Eine ballaststoffreiche, vollwertige Mischkost lässt sich durch Nahrungsergänzungen natürlich nicht ersetzen, denn unsere Nahrung besteht neben Vitaminen, Mineralstoffen und Spurenelementen aus Tausenden von Einzelsubstanzen, deren Bedeutung für unseren Organismus wir zum Teil noch gar nicht kennen. Ganz allgemein versteht man darunter Substanzen, die Bestandteil naturbelassener Nahrungsmittel sind und als Katalysator oder Wirkungsverstärker im menschlichen Organismus dienen, denen aber keine unmittelbare »Wirkung« nachgewiesen werden kann. Diese in Ermangelung einer exakteren Bezeichnung »sekundäre Vitalstoffe« genannten Bestandteile können nicht allein durch Nahrungsergänzungen ersetzt werden. »Täglich fünfmal Obst oder Gemüse« ist und bleibt also eine unverzichtbare Devise.

Ballaststoffe, Enzyme und andere sekundäre Vitalstoffe aus frischem Obst und Gemüse lassen sich bis heute durch keine Nahrungsergänzung vollständig ersetzen.

Die Extraportion für Seele und Gewissen

Dennoch sollten Nahrungsergänzungen einen festen Platz in unserer Ernährung einnehmen. Sie sind keineswegs nur Lifestyle-Produkte. Nahrungsergänzungsmittel können die aktuelle Lebenssituation eines Menschen berücksichtigen helfen: Sei es, um bei zeitweiligen Stresssituationen ausgleichend zu wirken, einen Krankheitsverlauf zu lindern oder das Gewissen einer überforderten jungen Mutter zu beruhigen. Neben ihren unwiderlegbar positiven physiologischen Effekten scheinen Nahrungsergänzungen eine Art psychologischen Heilungseffekt hervorzurufen: Das Gefühl, etwas für seinen Körper getan zu haben, stimmt aktiver und optimistischer!

Das A und O: eine ausgewogene, ballaststoffreiche Mischkost

Bei Nahrungs-Unverträglichkeiten neue Wege erkunden

Nicht immer äußern sich Nahrungsmittel-Unverträglichkeiten auf eindeutige Weise. Oft ist es reine Gewohnheit, die unseren Körper veranlasst, erst einmal »Nein« zu bestimmten Produkten zu sagen. Ein Weißbrotliebhaber, der seiner Gesundheit zuliebe auf volles Korn umsteigt, braucht vielleicht Monate, bis sein Darm die neue »schwere« Kost akzeptiert.

Jeder Mensch reagiert anders. Ein Beispiel dafür sind Unverträglichkeiten gegenüber Nahrungsmitteln und deren Inhaltsstoffen, die bei fast jedem Menschen ausgeprägt sind, die aber von Person zu Person stark schwanken. Manch einer kann sein Leben lang Kohl oder Milchprodukte nicht richtig verdauen, ein anderer kommt mit Frischkorn- oder Rohkostzubereitungen nicht zurecht. Diese Unverträglichkeiten haben mit Allergien in der Regel nichts gemein. Man vermutet als Grund für die Abwehr bestimmter Nahrungsinhalte eine Art genetischer Veranlagung – wie die Laktat-Unverträglichkeit bei Japanern oder die Alkohol-Intoleranz bei den Indianervölkern Nordamerikas.

Inzwischen mehren sich die Stimmen jener Mediziner, die Nahrungsmittel-Unverträglichkeiten auch für die Entstehung von arthrotischen Prozessen in Betracht ziehen. Der Nachweis hierfür ist schwer zu führen, und es wird noch Jahre dauern, bis die Wissenschaft mehr Licht ins Dunkel bringt. Bis dahin ist wohl der beste Rat: Eine Ernährungsumstellung muss immer schrittweise vollzogen werden. Schauen Sie zunächst genau hin: Was »mag« Ihr Körper und was nicht? An welche Produkte lässt er sich gewöhnen, bei welchen streikt er? Gehen Sie dabei ruhig einmal dorthin, wo Sie sonst nicht einkaufen: über bunte Wochenmärkte, in Bauerngärtchen, in Reformhäuser oder Bioläden. Freuen Sie sich über Ihre Entdeckungen und erstellen Sie ihren ganz eigenen Ernährungsplan.

Gehen Sie einfach bewusst mit Ihrem Wissen um Vitalstoffe und gesunde Lebensweise um. Vielleicht laufen Sie dann schon beim nächsten Einkauf im Supermarkt an vielen Regalen wie selbstverständlich vorbei...

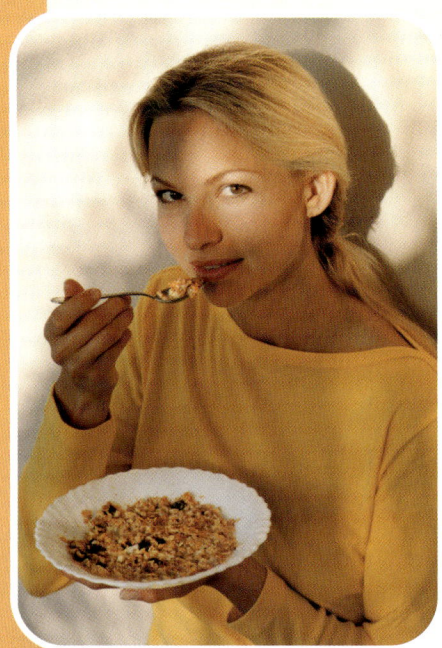

Übergewicht vermeiden

Hand aufs Herz: Wiegen Sie zu viel? Dann gehören Sie jedenfalls nicht zu einer Minderheit. Jeder zweite Deutsche ist zu dick. Die überschüssigen Pfunde sind dabei nicht nur lästig, sie leisten auch einer Reihe von Krankheiten Vorschub – darunter »Killern« wie Herzinfarkt und Schlaganfall und »Schleichern« wie Arthrose und Arthritis.

Es bedarf keines großen Vorstellungsvermögens, dass jedes Kilogramm Körpergewicht zu viel die Gelenke über Gebühr belastet. Bereits vorgeschädigtes Knorpelgewebe wird zwangsläufig schneller verschleißen, wenn es mehr Gewicht auszuhalten hat. Am meisten beansprucht werden die Kniegelenke und der Rücken.

Jahrelanges Übergewicht kann eine aktivierte Arthrose auslösen, vor allem in den Kniegelenken.

Idealgewicht ist Vorbeugung und Therapie zugleich

Auch im Sinne einer Vorbeugung von Gelenkverschleiß ist es sinnvoll, sein Gewicht zu halten oder es bei Übergewicht langsam zu reduzieren – schnelle Crash-Diäten führen zu Vitalstoffmangel in den Gelenken und schaden nur. Orthopäden und Biomechaniker haben berechnet, dass jedes Kilogramm Körpergewicht den Druck auf die Gelenke um gleich drei Kilogramm erhöht! Beim nächsten Griff zur Chipstüte sollten Sie daran denken.

Einseitige Diäten sind Gift für die Gelenke.

KEINE ANGST: Hinter dem »Idealgewicht« verbirgt sich nicht mehr der rigide Tabellenwert, der früher so manchen Teenager in die Magersucht getrieben hat. Heute gilt der so genannte Körper-Maß-Index BMI (aus dem Englischen von Body Mass Index) als zuverlässige Orientierungsgröße. Er wird nach nebenstehender Formel ermittelt.

$$BMI = \frac{\text{Körpergewicht (in kg)}}{\text{Körpergröße x Körpergröße (in m x m)}}$$

Jeder sich daraus ergebene Index-Wert zwischen 19 und 25 ist »ideal«. Was darunter liegt, gilt als Unter-, was darüber liegt, als Übergewicht. Selbstverständlich sind auch hier die Abstufungen graduell. Erst ein BMI über 30 (und unter 17) begünstigt erwiesenermaßen bestimmte Erkrankungen.

Beispielrechnung für den Körper-Maß-Index: Sie sind 1,70 Meter groß und 65 Kilogramm schwer. Ihr BMI beträgt in diesem Fall 65 ÷ (1,70 x 1,70) = 65 ÷ 2,89 = 22,5 und liegt damit im grünen Bereich.

Bewegung tut Not

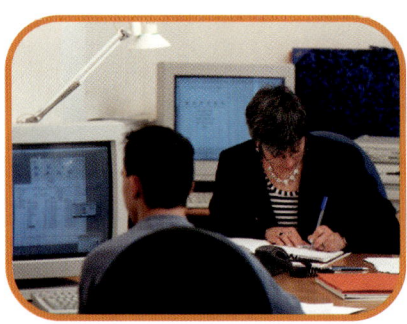

Der erste Schritt zum richtigen Gewicht ist immer eine ausgewogene kalorienarme Ernährung, gegebenenfalls ergänzt durch Vitamin- oder Mineralstoffgaben. Von mindestens ebenso großer Bedeutung für Menschen mit Gelenkbeschwerden ist jedoch regelmäßige körperliche Bewegung. Wie wir bereits auf den Seiten 22 ff. gesehen haben, ernährt sich das Knorpelgewebe mit Hilfe der Bewegung des Gelenks, das die Nährstoffe aus der Gelenkschmiere quasi in den Knorpel hinein-pumpt.

Wer sich wenig bewegt, riskiert die Beweglichkeit seiner Gelenke.

Mangelt es an Bewegung, ist Unterernährung des Knorpels die logische Konsequenz. Maßvolle körperliche Aktivität ist also die Grundvoraussetzung für seelisches Wohlbefinden wie auch für gesunde Knochen und Gelenke – egal ob Ihr Bewegungsapparat vorgeschädigt ist oder nicht!

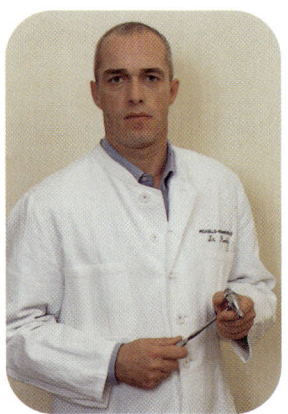

Bewegung

- … ist Balsam für Körper und Gemüt.
- … gewährleistet die Gelenkernährung.
- … kurbelt den Stoffwechsel und die Durchblutung an.
- … festigt Muskulatur und Bindegewebe.
- … führt zur Ausschüttung von Endorphinen (Glücks-/Anti-Schmerz-Hormone).
- … baut negativen Stress ab.
- … fördert die Entspannung.
- … stärkt das Immunsystem.
- … reduziert das Gewicht.

Auch Unterforderung führt zu Arthrose

Die Gesundheitsliteratur kennt viele Beispiele für Arthrosen, die nicht durch Überlastung, sondern durch Unterbeanspruchung entstehen. Ein Beispiel: Der Beruf des Schusters wurde früher hauptsächlich im Sitzen ausgeübt. Der Schuhmacher saß dabei tagein, tagaus auf einem niedrigen Hocker, die Knie ständig gebeugt – aber nie bewegt. Kniegelenksarthrosen waren damals eine typische Berufskrankheit der Schuhmacherzunft: Ihre Gelenke waren schlicht »verhungert«. Dieser anschauliche Fall von Ursache und Wirkung bei der Entstehung einer Arthrose macht deutlich, dass es ohne Bewegung nicht geht. Auch oder gerade, wenn die Arthrose bereits »aktiviert«, also schmerzhaft oder entzündlich ist, muss das Gewebe über Bewegung aktiviert und ernährt werden. Jede Schonung führt zu einer Verschlimmerung der Beschwerden.

Arthrotiker kennen die klassischen »Anlaufschwierigkeiten« nach längeren Ruhephasen: Das betroffene Gelenk fühlt sich steif an, der Schmerzpunkt will erst einmal überwunden werden. Nach einer Weile vorsichtigen »Aktivierens« geht es dann meist deutlich besser.

Auch ein schmerzendes Gelenk muss bewegt werden – sonst »verhungert« es.

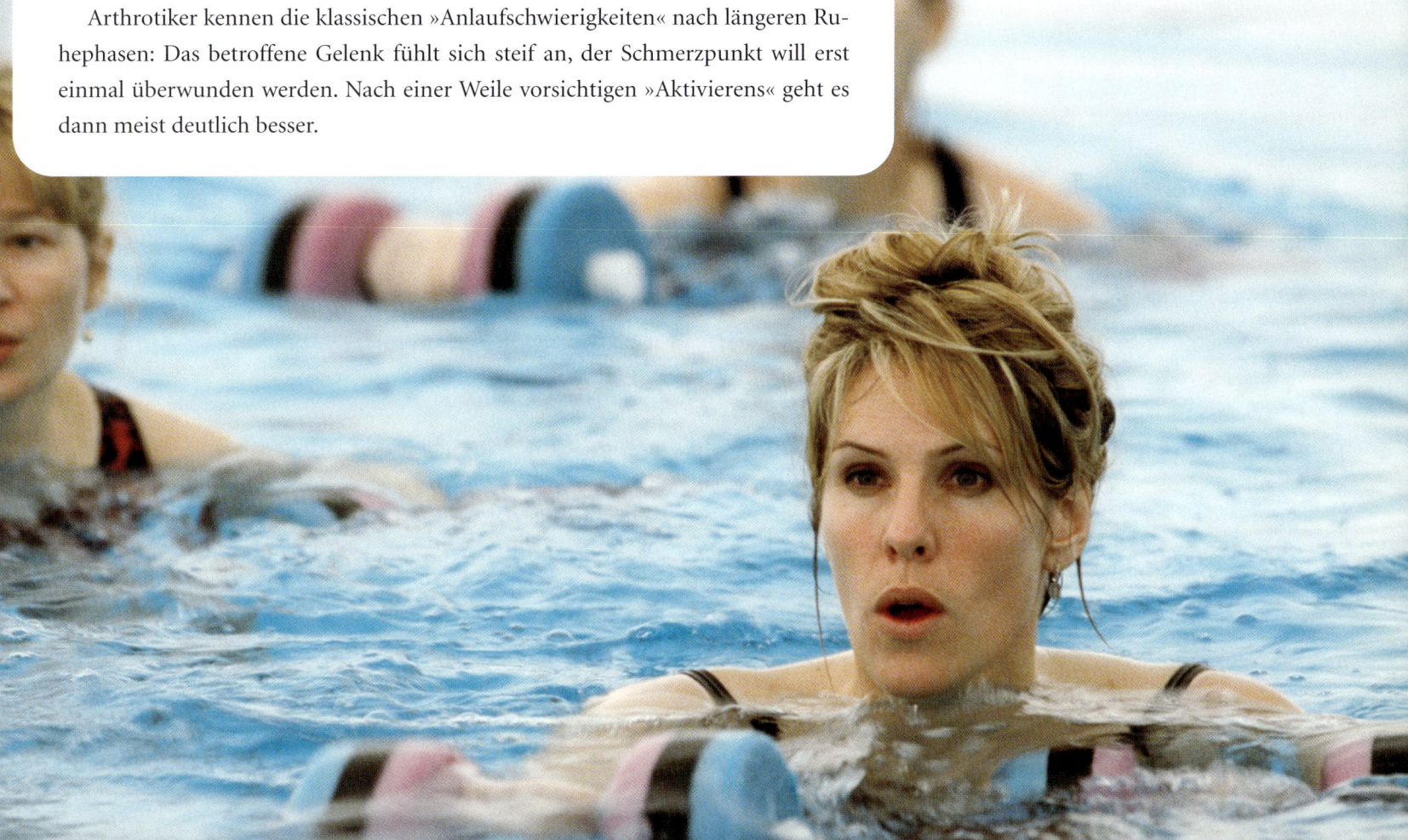

Mäßig, aber regelmäßig

Wenn Sie bereits Probleme mit Ihren Gelenken haben, bisher keinen Sport ausgeübt haben oder älter als 50 Jahre sind – dazu in allen Zweifelsfällen –, sollten Sie einen Arzt um Rat fragen, bevor Sie sich sportlich betätigen.

Natürlich ist das kein Plädoyer, bei einer fortgeschrittenen Arthrose oder anderen Gelenkerkrankungen auf Teufel komm raus Sport zu treiben, um damit erst recht das kranke Gelenk zu überfordern. Menschen mit Gelenkerkrankungen müssen lernen, die Beanspruchung ihrer Gelenke der Belastbarkeit anzupassen. Dabei ist Regelmäßigkeit etwa so wichtig wie beim Essen: Nur durch kontinuierliche Wiederholung wird ein Nährstoffmangel in den Gelenken vermieden und entwickeln sich kräftige Muskeln und Sehnen, die wiederum mit ihrer Stütz- und Haltefunktion unsere Gelenke vor zu großer Belastung schützen.

Welche Sportart ist geeignet?

Aufwärmen ist Pflicht: Kälte mindert die Durchblutung und verschlechtert die Konsistenz der Gelenkschmiere.

Mindestens drei Sportarten gibt es, an die man sich auch mit Gelenkproblemen sofort herantrauen darf:

- Schwimmen (in 24 – 32 °C warmem Wasser);
- Rad fahren;
- Gymnastik (nach Anleitung).

Bei allen drei Sportarten werden die Gelenkkörper weitestgehend geschont, die Wahrscheinlichkeit von Verletzungen oder Fehlbewegungen ist also gering. Besonders die Bewegung in warmem Wasser erleichtert Beschwerden auf vielfältige Weise. Unter Wasser besitzen wir physikalisch betrachtet nur noch ein Zehntel unseres Normalgewichts, der Wasserwiderstand wirkt wie eine natürliche »Ganzkörperhantel«. Das Ergebnis: Die Muskeln werden trainiert, die Gelenke geschont.

Auch Rad fahren ist gut für die Gelenke. Das »In die Pedale treten« gegen einen geringen Widerstand ist daher selbst bei einer Kniearthrose zu empfehlen. Außerdem fördert auf Gelenke abgestimmte Gymnastik die Beweglichkeit. Gezielte gymnastische Übungen kennt der Physiotherapeut. Sollte Ihr Arzt Ihnen Krankengymnastik verordnen, so nehmen Sie diese unbedingt wahr, auch wenn sich Ihre Arthrose noch im Frühstadium befindet. Denn dort lernen Sie, schädliche Fehlbewegungen zu vermeiden und »gesunde« Bewegungen in Ihren Tagesablauf einzubauen. Das Ziel ist, einmal gelernte physiologisch sinnvolle Übungen zur täglichen Routine werden zu lassen – so wie das Zähneputzen oder Händewaschen!

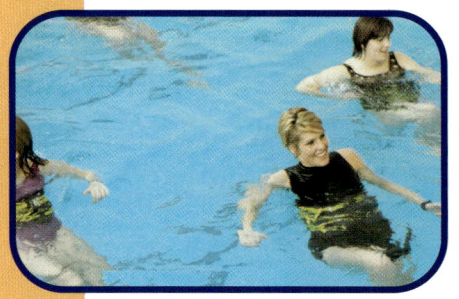

Gesunder Trendsport: Aqua-Aerobic klappt auch bei Arthrose.

EXKURS Aller Anfang ist schwer

Die Vorwände sind so zahl- wie einfaltsreich. Die meisten Menschen, die lange keinen Sport getrieben haben – und Menschen mit Gelenkbeschwerden gehören leider oft in diese Kategorie –, haben dafür gleich mehrere »gute Gründe« bei der Hand: »Ich bin zu ungelenk.« »Ich habe zu wenig Zeit.« »Gymnastik ist langweilig.« »Bewegung tut mir weh.« »Ich kann mich einfach nicht überwinden.« All diese Vorwände haben bei näherer Betrachtung in den wenigsten Fällen Bestand – schließlich geht es um die Gesundheit der Gelenke und damit um die Beweglichkeit und Vitalität von morgen.

Meist muss erst einmal der »innere Schweinehund« überwunden werden, dann läuft alles wie von selbst. Und dafür gibt es einige Tricks:

- Suchen Sie sich Gesellschaft: Zu zweit oder in der Gruppe macht Bewegung mehr Spaß.
- Suchen Sie sich eine Sportart, die Sie motiviert: »Erfolg« macht süchtig.
- Gönnen Sie sich ein neues Sportoutfit und vielleicht auch einen Heimtrainer, der Ihre persönlichen Trainingsdaten speichert.
- Legen Sie sich fest: Bestimmen Sie feste Trainingszeiten, während der Sie sich bewegen.
- Bringen Sie Beruf und Bewegung in Verbindung: Benutzen Sie am Arbeitsplatz z. B. die Treppen anstelle des Aufzugs. Oder: Fahren Sie bei schönem Wetter mit dem Rad zur Arbeit statt mit dem Auto.
- Führen Sie Buch über Ihre Erfolge.

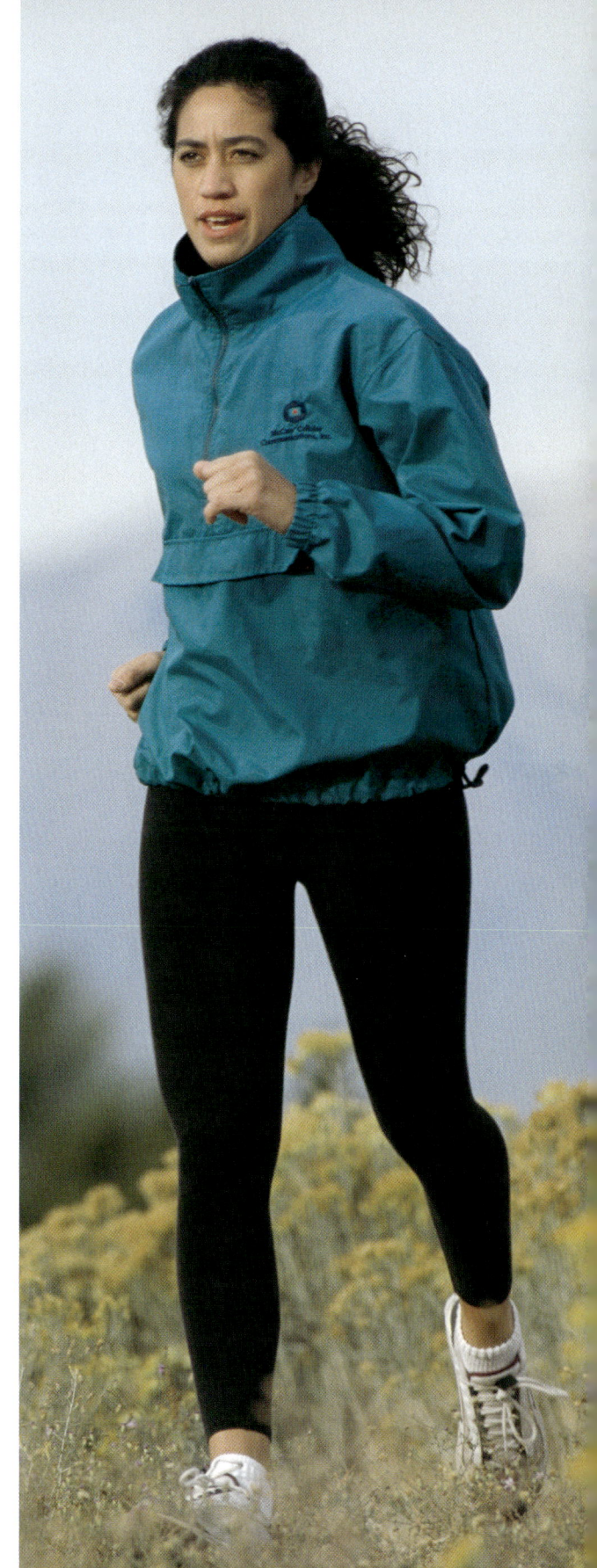

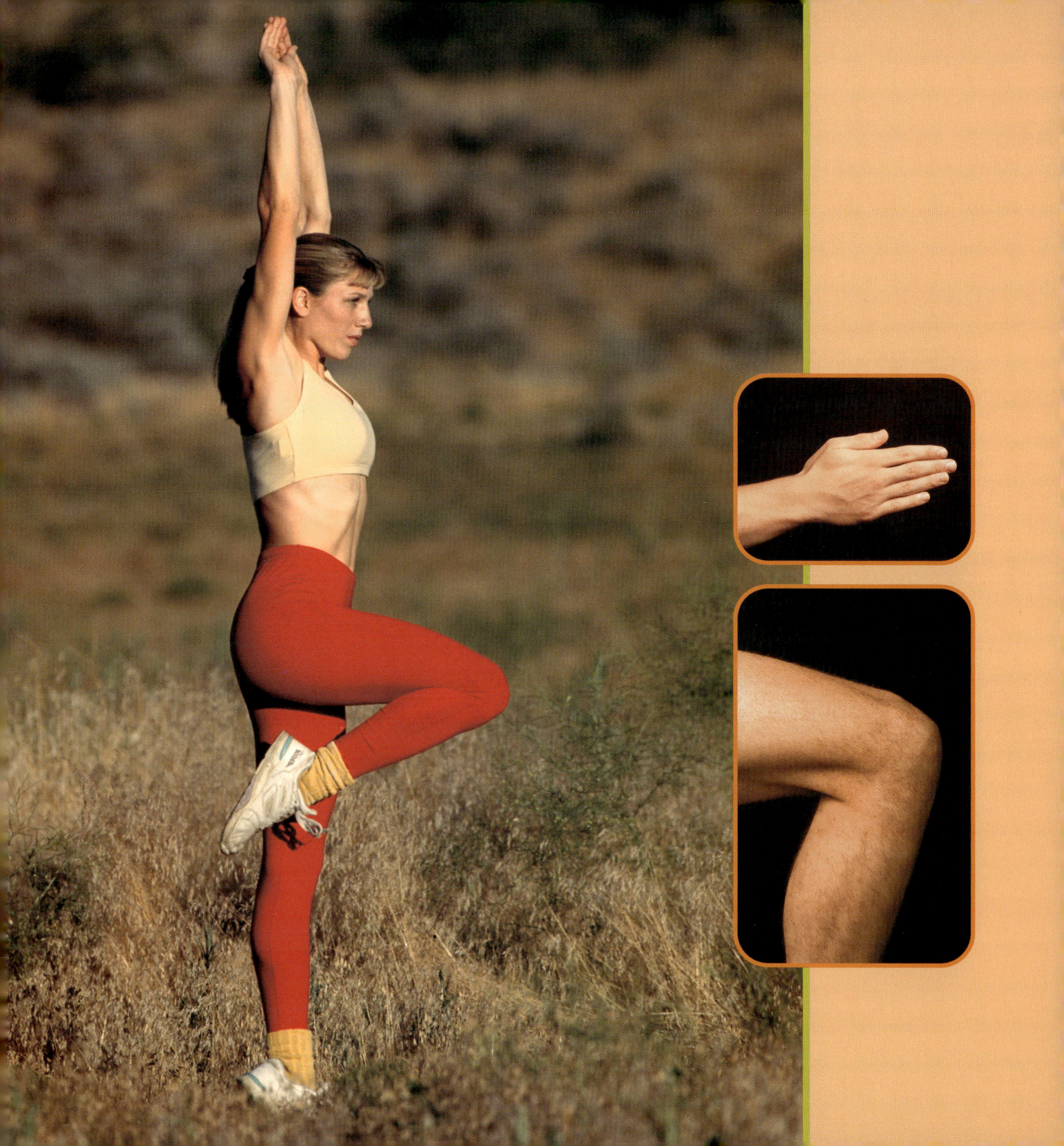

Stressabbau als Gelenktherapie

Gelenkkrankheiten sind häufig nicht nur eine Reaktion auf Stress, für die Betroffenen produzieren sie auch Stress. Resignation gegenüber einer Krankheit gilt erwiesenermaßen als »Zustandsverschlimmerer«. Wer mit ständigen Schmerzen lebt, kann sich nicht mehr richtig konzentrieren, und wer sich nicht richtig bewegen kann, verliert die Lebensfreude. Wer wegen seiner Krankheit zudem häufig »ausfällt«, hat Angst vor Arbeitsplatzverlust und sozialem Abstieg.

Für Muskelaufbau ist man nie zu alt. Doch ohne Bewegungsreize erschlafft die Muskulatur bereits nach wenigen Tagen.

So einleuchtend dieses Ursache-Wirkungs-Prinzip ist, so verhängnisvoll ist es. Denn psychischer Stress schädigt den Gelenkstoffwechsel. Besonders Rheumatiker und ältere Menschen schildern oft heftige Schübe von Gelenkschmerzen nach Stresssituationen oder Depressionsphasen. Wer gestresst ist, schüttet vermehrt Adrenalin aus. Damit versetzt er seinen Körper in eine Art andauernden Hab-Acht-Zustand – ein Erregungsmodus, der in früheren Epochen durch körperliche Kraftakte bei Jagd, Kampf und Flucht wieder ins Lot kam. Moderner Stress sieht anders aus: Oft bleiben wir regelrecht auf unseren Stresshormonen »sitzen«. Der gesamte Stoffwechsel eines Menschen kann dadurch aus dem Gleichgewicht geraten. Für Menschen mit Gelenkerkrankungen gilt dies umso mehr, als sie seltener zu körperlicher Bewegung und Sport als Ausgleich für Stress greifen.

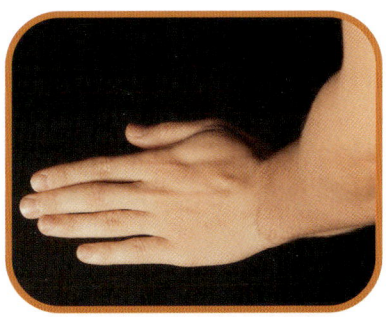

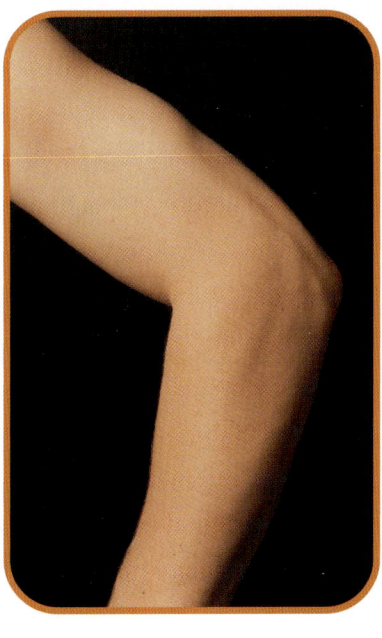

Denken Sie positiv – werden Sie aktiv!

Wer mit einer Gelenkkrankheit leben muss, sollte dies im Wortsinne tun: *mit der* Krankheit leben, nicht gegen sie. Wie wir gesehen haben, gibt es heute viele unterschiedliche Maßnahmen, den Gelenkverschleiß zu stoppen, darunter die Nahrungsergänzung mit bioverfügbaren Wirkstoffen wie Muschelextrakt und Vitaminen. Sagt Ihnen ein Arzt oder Therapeut: »Da kann man nichts machen«, dann widersprechen Sie ihm – zumindest innerlich! Denn Sie selbst können eine Menge »machen«! Denken Sie positiv: Vertrauen Sie auf die Heilkraft Ihres Organismus und helfen Sie ihm dabei.

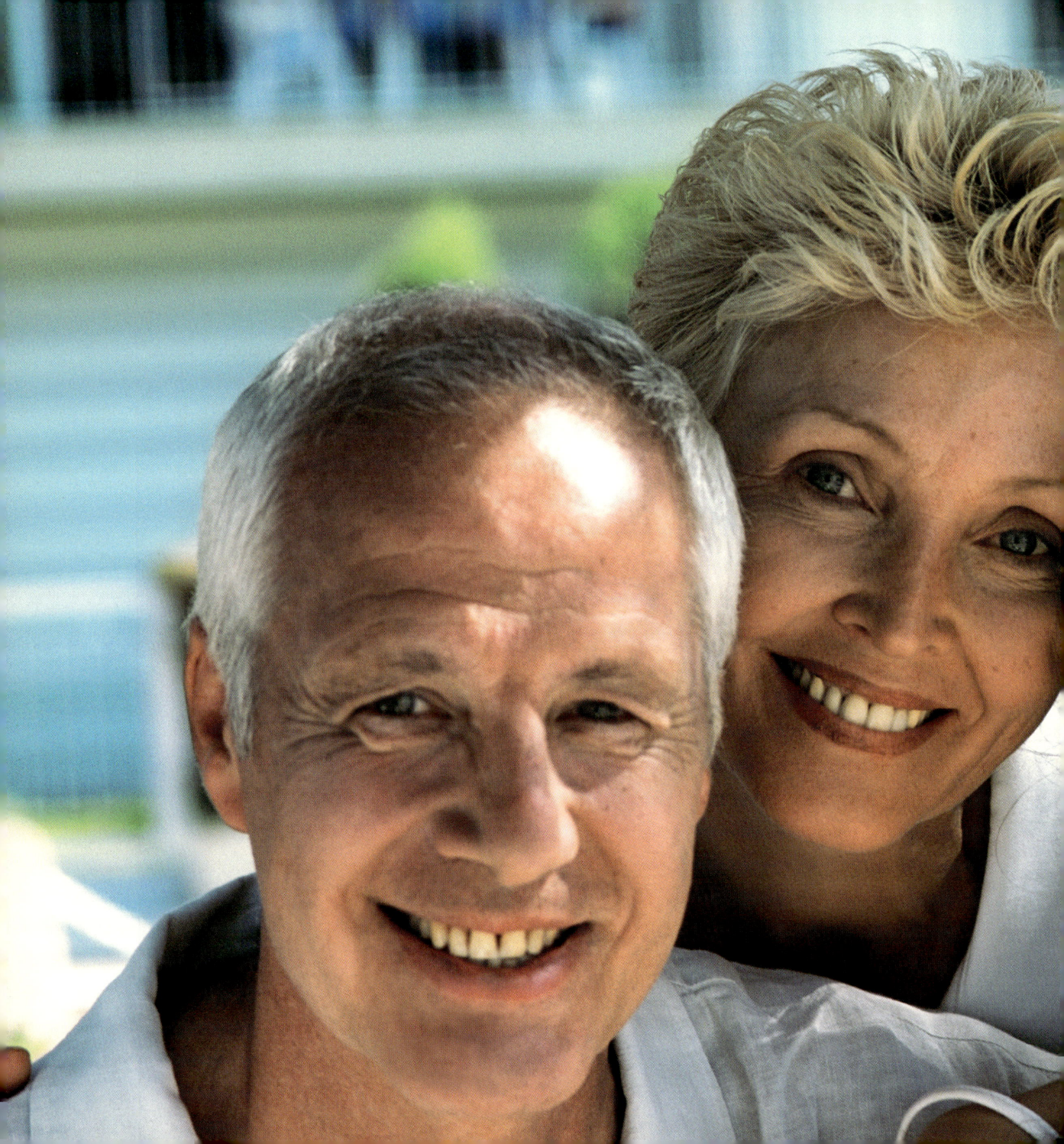

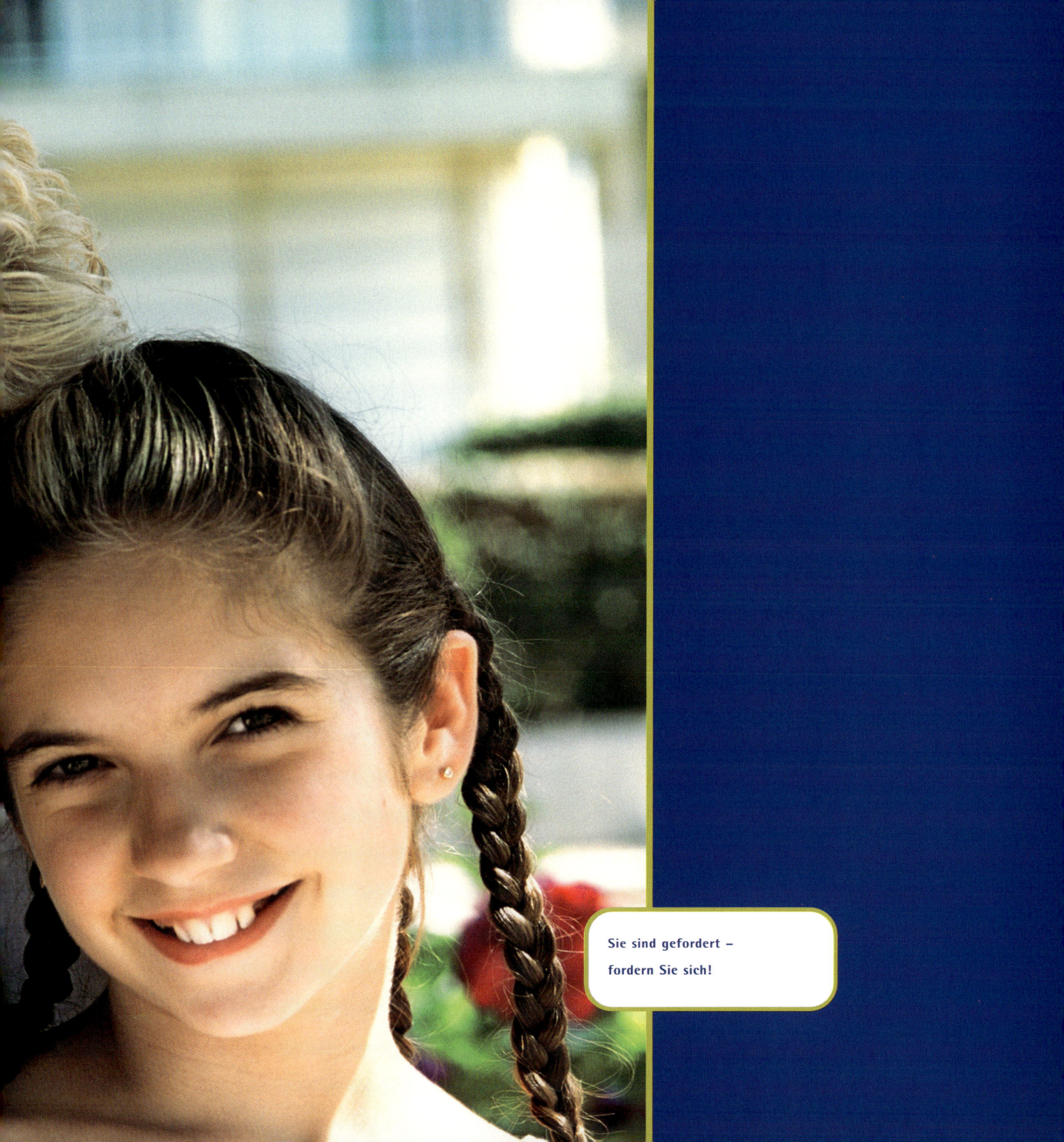

Sie sind gefordert –
fordern Sie sich!

Im Sinne einer ganzheitlichen Betrachtung, wie sie die moderne Medizin immer mehr verfolgt, sollten wir uns in Erinnerung rufen, dass es der ganze Mensch ist, der ein Leben ausmacht, nicht nur ein einzelnes Organ oder Gelenk. Das Altern können wir vielleicht nicht aufhalten, doch den Weg ins Alter können wir aktiv und bewusst gestalten – mit einer besonnenen Lebensführung und natürlichen Wirkstoffen aus der Natur.

Resümee: Vorbeugung und Behandlung, zwei vom gleichen Schlag

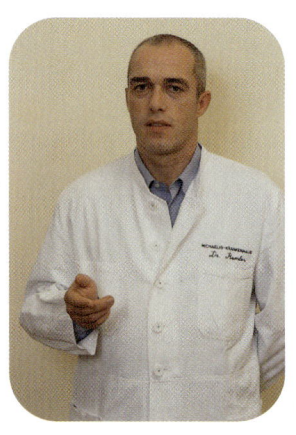

»Vorbeugen ist die beste Form der Therapie.« Dieser Satz kommt für Sie zu spät? Wenn Sie bereits an einer Gelenkerkrankung leiden, dann werden Sie dieses Kapitel vermutlich für entbehrlich halten. Dagegen wagen wir einzuwenden: Und was ist mit Ihren Kindern und Enkeln? Vielleicht können Betroffene mit ihrem Wissen um die Entstehung und den Verlauf der Krankheit dazu beitragen, den Nachkommen ein ähnliches Schicksal zu ersparen und damit sich selbst, ihren Lieben und der Solidargemeinschaft einen unschätzbaren Dienst erweisen.

Eines ist sicher: Selten sind bei einer Erkrankung die Ratschläge zur Vorbeugung und zur Behandlung gleich. Beim Krankheitsbild verschleißbedingter Gelenkerkrankungen wie der Arthrose trifft aber genau das zu! Begründet liegt diese Wesensgleichheit in den Ursachen der Erkrankung: Bewegungsmangel, ungesunde Lebensweise, Überbelastung, Alter. Kehrt man diese »Negativ-Faktoren« um, so besitzt man im Grunde bereits fast alle Schlüssel zu ihrer Therapie. Leider – oder vielleicht Gott sei Dank – lässt sich das Altern des Körpers nicht verhindern, aber es lässt sich erfolgreich hinauszögern.

Mehr als nur gesunde Gelenke

Gleichgültig ob als Vorbeugung oder Therapie verstanden: Jeder Mensch kann sein ganz spezielles Pro-Gelenk-Programm zum ständigen Begleiter seines Alltags machen – und dabei sogar an Lebensqualität gewinnen! Denn was gegen Gelenkerkrankungen hilft, stärkt zugleich die gesamte Gesundheit des Körpers. Oder dras-

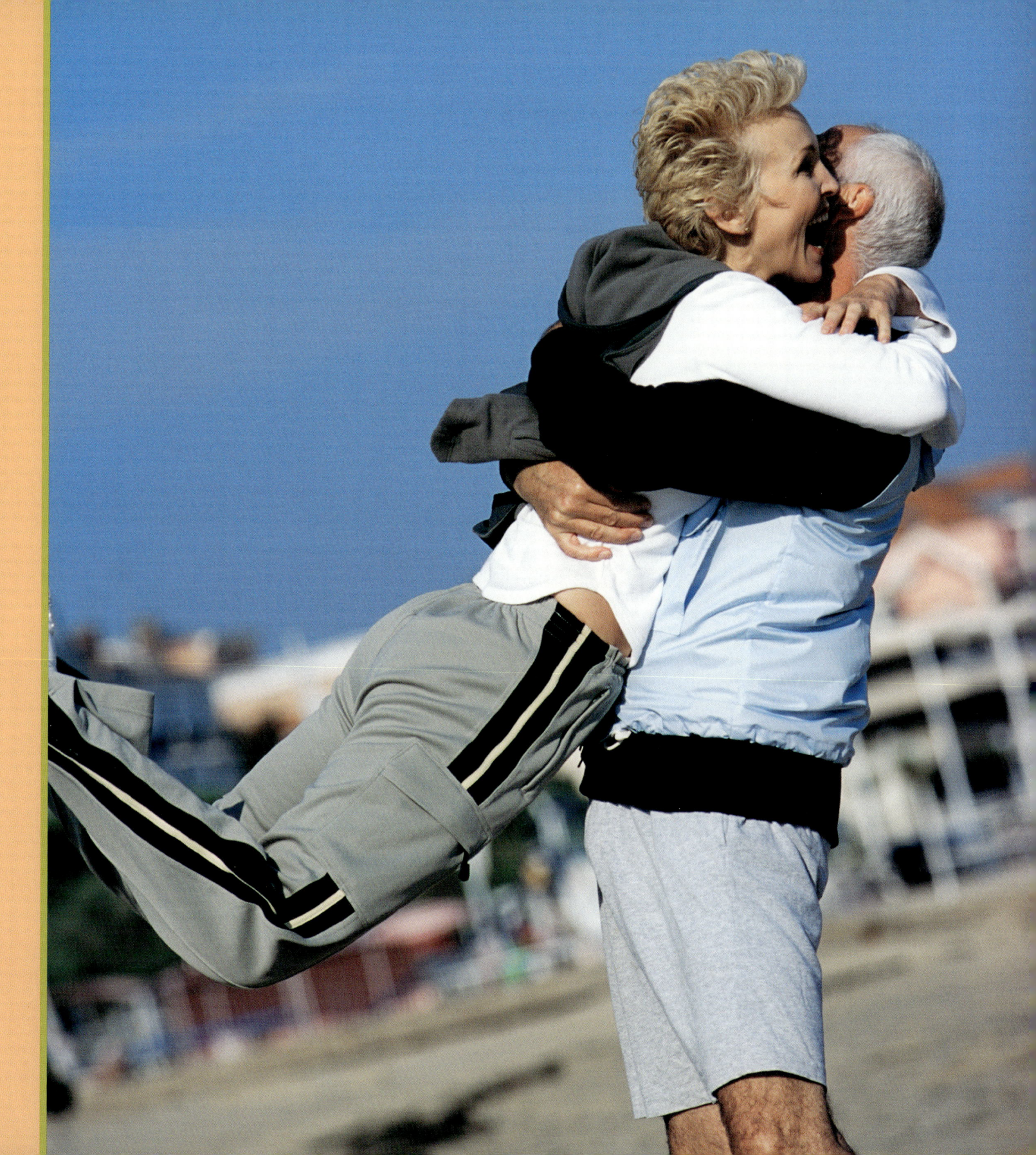

tischer formuliert: Jeder, der die folgenden fünf Punkte beherzigt – egal ob er es zur Vorbeugung oder zur Linderung seines Leiden tut –, reduziert gleichzeitig die Risiken, an einem Schlaganfall, Herzinfarkt oder Krebs zu sterben. Wenn das kein Argument ist ...

Auf einen Blick – fünf Punkte zum richtigen Umgang mit Gelenkerkrankungen

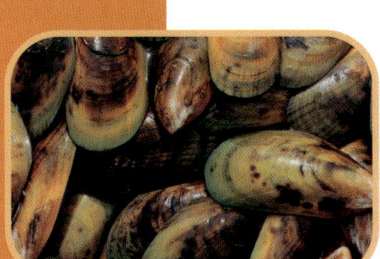

1. Ernähren Sie sich vollwertig und abwechslungsreich – nehmen Sie reichlich Antioxidantien (Vitamine) und Gelenknahrung wie Glukosaminglykane in Form von Grünlippmuscheln zu sich!
2. Achten Sie auf Ihr Gewicht!
3. Bewegen Sie sich viel und vor allem gelenkschonend!
4. Gönnen Sie sich stressfreie Ruhephasen!
5. Denken Sie positiv!

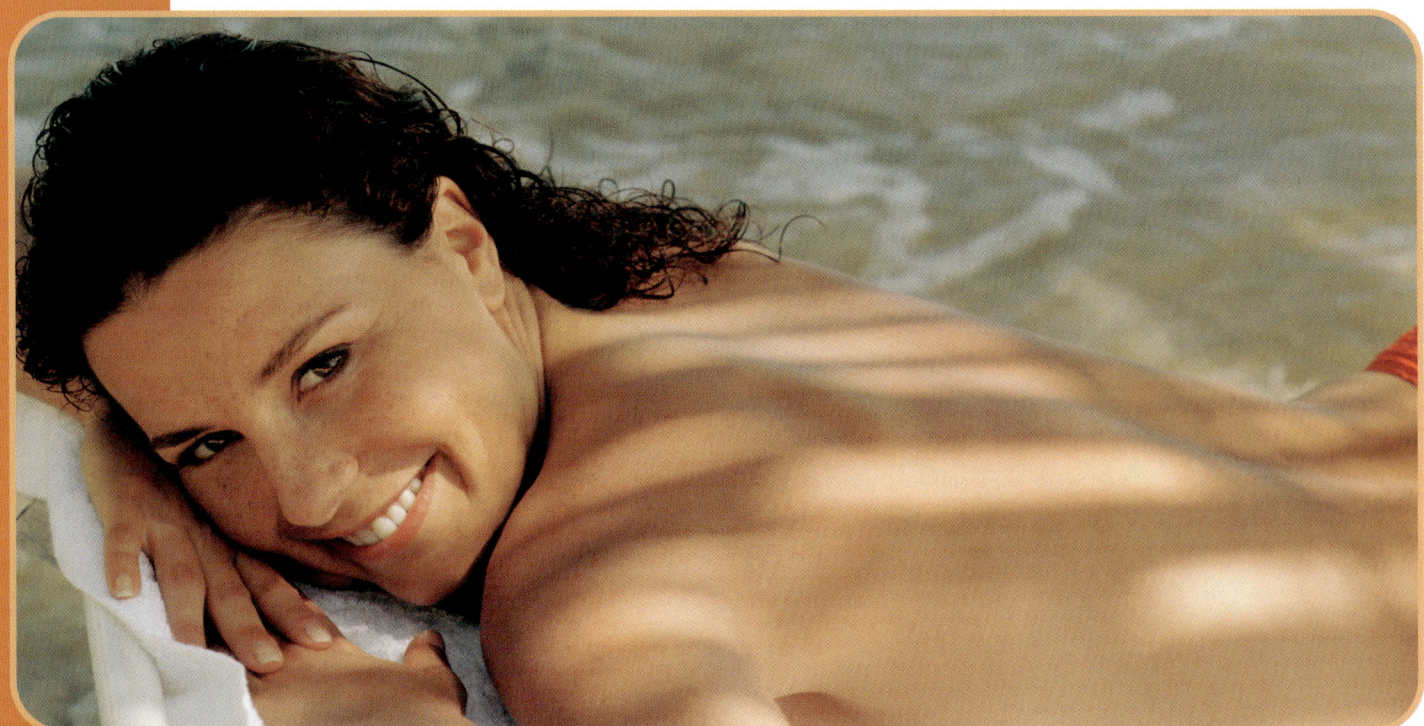

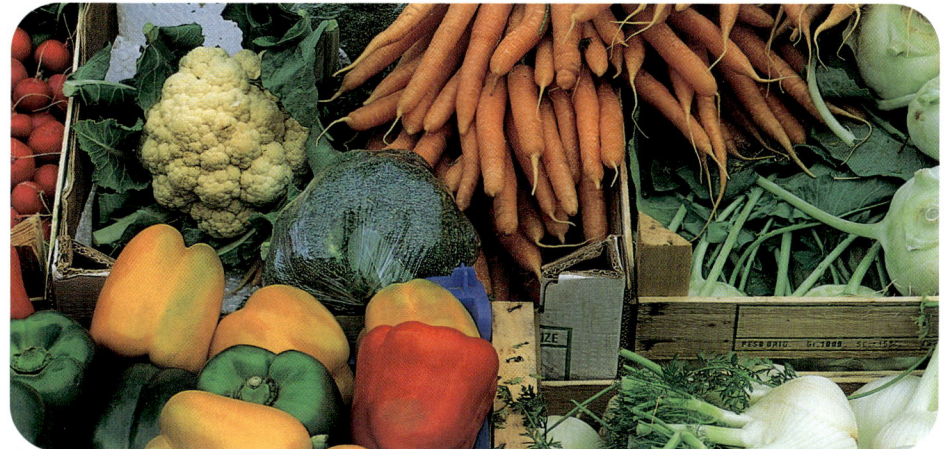

Um Anschaffungs- und Unterhaltskosten für ein Auto wird in Deutschland kaum gestritten. Der Gang in den Naturkostladen, ins Reformhaus oder auf den Markt gilt hingegen vielen Menschen als zu teuer.

In Gesundheit investieren

Überlegen Sie, wie viel Geld täglich für »Ungesundes« ausgegeben wird: Alkohol und Zigaretten stehen dabei an erster Stelle und verursachen wahrscheinlich auch die höchsten Kosten. Aber auch die kleine Sünde zwischendurch – ob in Gestalt einer fetten Schweinshaxe oder einer opulenten Sahnetorte – kosten unter dem Strich viel Geld. Einer Untersuchung des Emnid-Instituts zufolge fanden 58 Prozent der zu ihrem Freizeitverhalten befragten Deutschen monatliche Beiträge für ein Fitnessstudio oder andere sportliche Aktivitäten (im Durchschnitt etwas mehr als 30 Euro) zu hoch – kaum einer dagegen monierte die Höhe der Raten für eine neues Auto. Wie kommt es, dass das Portemonnaie für die »gesunden« Dinge des Lebens nicht so locker sitzt?

Mediziner und Ernährungswissenschaftler wissen es schon längst: Auf lange Sicht gesehen ist Vorbeugen billiger als Heilen. Auch bei den Krankenkassen hat das Umdenken bereits begonnen: Die Kosten für vorbeugende Maßnahmen wie Rückenschulen und Bewegungstherapien sind allemal billiger als Ausfalltagegelder, Arzthonorare und Medikamente, wie jüngst das Pilotprojekt einer Krankenkasse in Norddeutschland gezeigt hat. Investieren Sie also bereits heute ein bisschen Zeit in Ihre Gesundheit von morgen – es lohnt sich.

Werden Sie aktiv – beginnen Sie sofort damit!

Und damit Sie bereits jetzt, in dieser Minute anfangen können, in sich selbst zu investieren, geben wir zum Abschluss für jeden der oben genannten Punkte ein praktisches Beispiel. Für keinen der Tipps brauchen Sie detailliertes medizinisches Fachwissen, High-Tech-Geräte oder eine Grundausbildung in Lebensmittelkunde.

Hilfreiche Übungen, die nicht weh tun

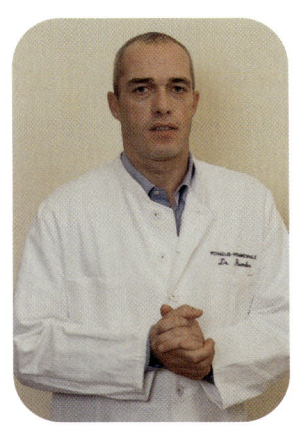

Vom Sinn des Aufwärmens vor gymnastischen Übungen oder Sport haben wir bereits gesprochen. Wie das geschieht, muss jeder für sich selbst entsprechend seiner Belastbarkeit und in Absprache mit einem Arzt oder Physiotherapeuten entscheiden. Die im Folgenden aufgezeigte Grundmobilisation und die Dehnungsübungen für Gelenke gelten eigentlich für jeden.

Mobilisieren

Immer zuerst die kleinen, dann die großen Gelenke aktivieren. Beispiel äußere Extremitäten: Finger, Hände, Ellenbogen, Schultergelenk nacheinander mobilisieren.

FINGER   Mit den Fingerspitzen einer Hand nacheinander die Daumenspitze berühren. Fünfmal pro Hand wiederholen.

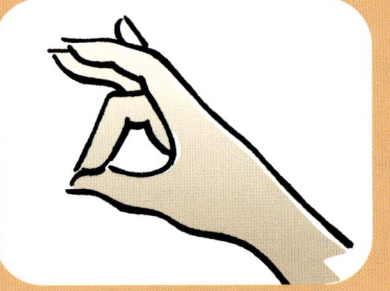

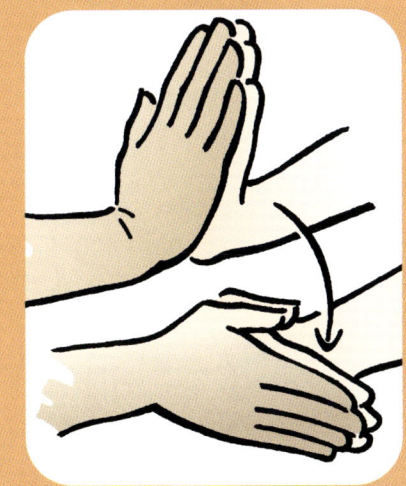

HÄNDE Die Hände vor der Brust zusammenlegen, dann mehrmals von oben nach vorne bewegen.

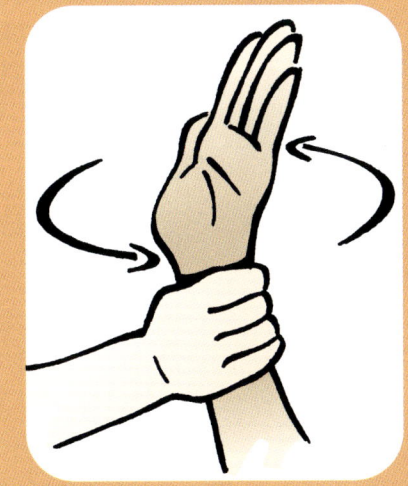

HÄNDE Das Handgelenk der einen Hand mit der anderen festhalten. Die freie Hand mehrmals kreisen lassen. Dann die Hände wechseln.

ARME Die Arme anwinkeln und seitlich anheben, Hände locker fallen lassen. Jetzt die Ellenbogen vor der Brust aufeinander zu bewegen. Mindestens fünfmal wiederholen.

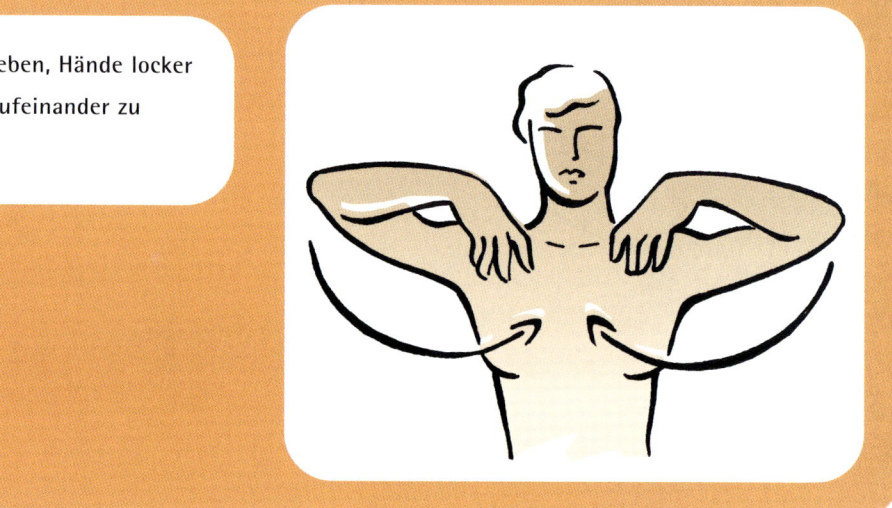

FÜSSE Erst den einen, dann den anderen Fuß mehrmals hin- und herdrehen.

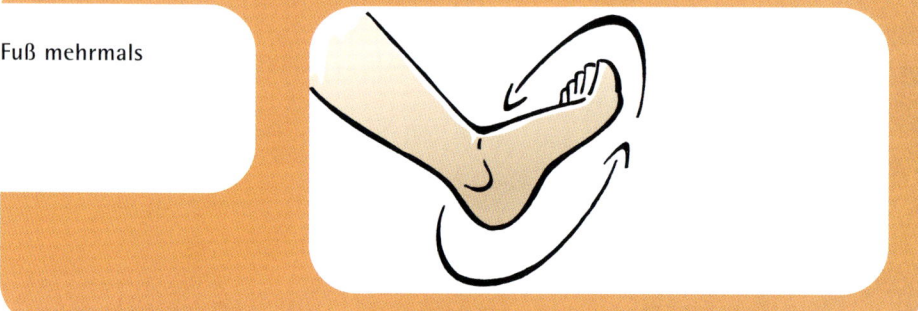

Dehnen

Wichtig sind Dehnübungen vor allem für bisher inaktive Menschen, deren Muskelgruppen in langen Zeiten der Untätigkeit oder infolge einseitiger Belastung verkürzt sind, aber auch bei geübter Muskulatur ist die Beweglichkeit zu Beginn des Trainings eingeschränkt. Bei allen Übungen gilt: immer nur bis zum Widerstand – lockern – wiederholen. Hier ein paar Beispiele:

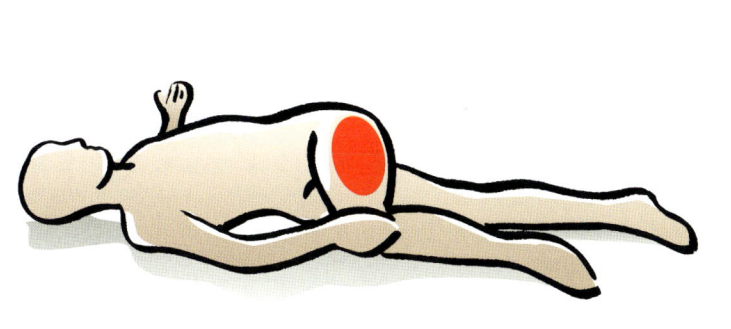

DEHNUNG DER HINTEREN HÜFTMUSKULATUR Legen Sie sich auf den Rücken, führen Sie ein Bein über das andere und ziehen Sie das gebeugte Knie mit der Gegenhand zehn- bis 15-mal leicht federnd nach unten. Beide Schultern bleiben dabei auf dem Boden. Wechseln Sie anschließend die Seite. Die Übung dehnt nicht nur die hintere Hüftmuskulatur, sondern mobilisiert auch die Lendenwirbelsäule und das Kreuz-Hüftbein-Gelenk.

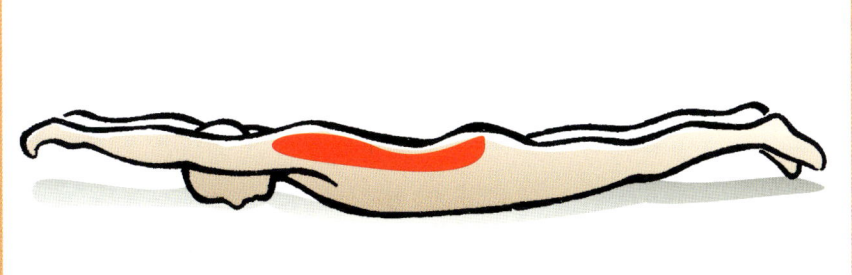

KRÄFTIGUNG DER RÜCKENMUSKULATUR Legen Sie sich auf den Bauch, führen Sie die Arme nach vorne, heben Sie die Arme – und wenn möglich auch die Beine – für etwa fünf bis zehn Sekunden ganz leicht an. Drei- bis fünfmal wiederholen.

Daran sollten Sie denken:

- Achten Sie auf die richtige Sportbekleidung, z.B. geeignete Schuhe.
- Klären Sie mit einem Sportmediziner oder Arzt ab, welche Sportart für Sie geeignet ist und wie belastbar Sie sind.
- Trainieren Sie nicht, wenn Sie eine Erkältung oder eine fiebrige Erkrankung haben.

Bewegungstraining

Welche Sportart Sie ausüben, bleibt Ihnen überlassen, denn das hängt z.B. von Ihrer derzeitigen Beweglichkeit und der Art Ihrer Gelenkbeschwerden ab. Für welche Sportart Sie sich aber auch immer entscheiden mögen, stets gilt: Trainieren Sie moderat und ohne Überbelastung. Eine Faustregel besagt: Bewegen Sie sich immer locker und leicht – geraten Sie so außer Atem, dass Sie sich nicht mehr unterhalten können oder treten Schmerzen auf, dann trainieren Sie zu hart. Da dies nur ein grober Anhaltspunkt ist, sollten sich Anfänger sowie Gelenkkranke oder geschwächte Menschen zunächst bei einem Sportmediziner oder Arzt erkundigen, wie stark sie sich bei der körperlichen Aktivität belasten dürfen.

Entspannen

Nach jeder sportlichen Aktivität sollte die Entspannung nicht zu kurz kommen. Hier eine Übung, die für jeden entspannend ist, besonders aber für Menschen mit Gelenkbeschwerden im unteren Rücken.

ENTLASTENDES LIEGEN   Unterschenkel auf einem Stuhl oder mehreren Kissen so platzieren, dass sie parallel zum Boden liegen. Die Oberschenkel sollten dabei senkrecht stehen. Entlastung der Wirbelsäule in dieser Position: 50 Prozent! Verharren Sie so lange in dieser Stellung, wie es Ihnen angenehm erscheint – mindestens jedoch fünf Minuten.

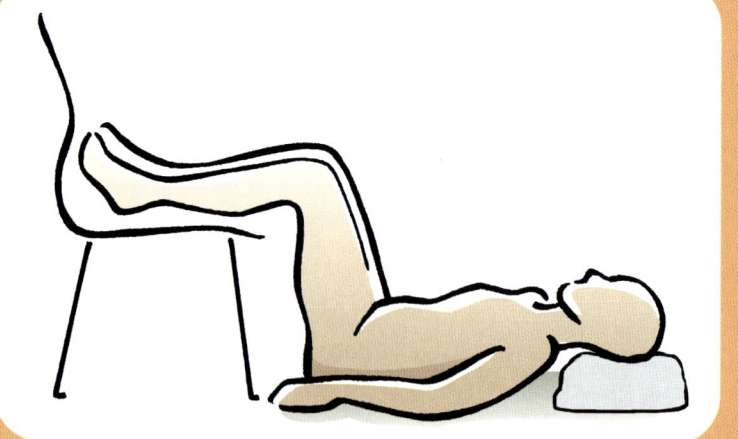

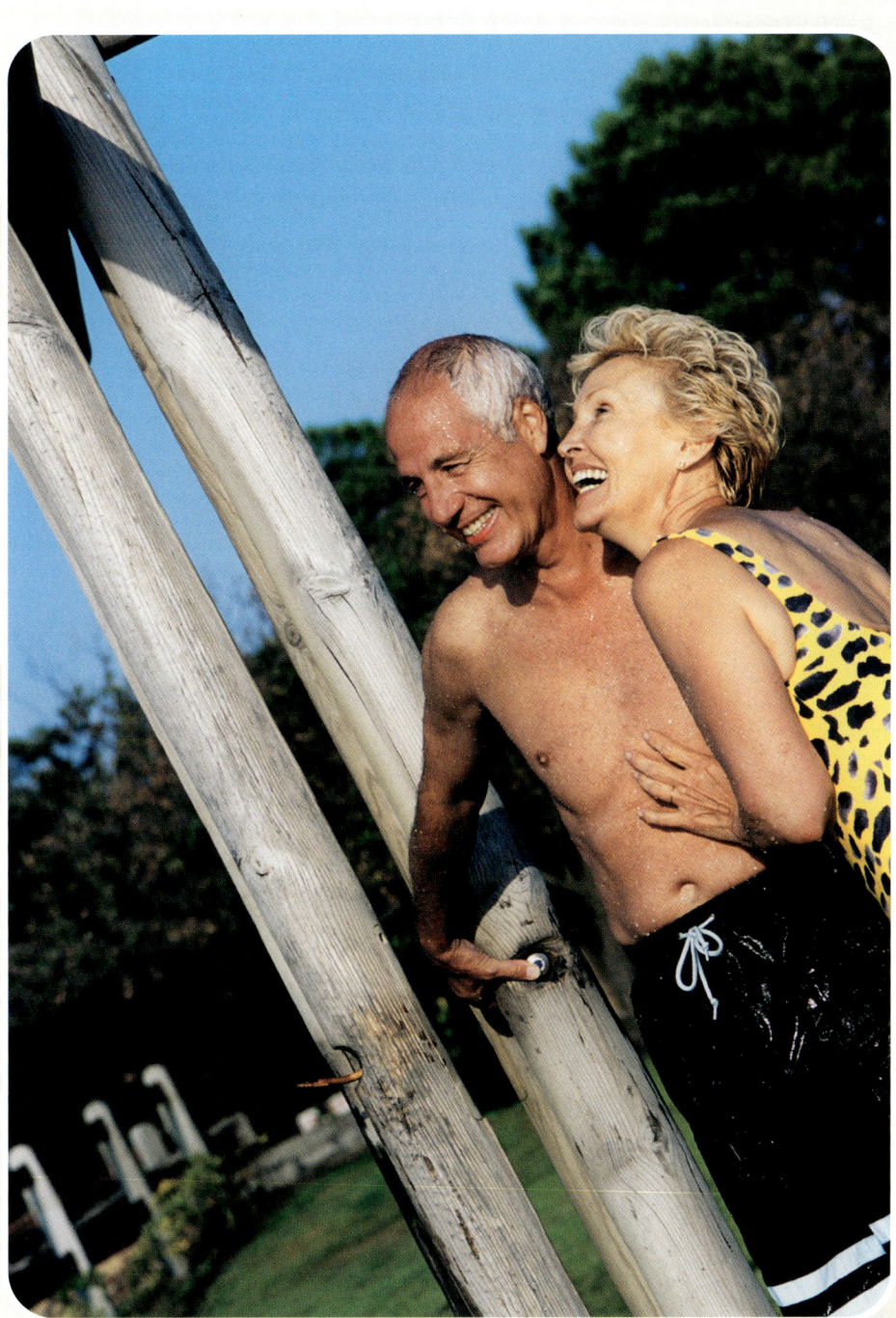

Bewegung, Ernährung und Stressminimierung sind die Garanten für Beweglichkeit, Vitalität und Lebensfreude bis ins hohe Alter.

Gelenknahrung, die jedem schmeckt

Es gibt genügend Literatur mit Rezepten für jedes Krankheitsbild. An dieser Stelle sei nur ein Musterspeiseplan für einen Tag aufgeführt – mit Rezepten, die Appetit machen sollen und die beweisen, dass sich jeder ohne große Umstände mit Nährstoffen aus dem Meer und pflanzlichen Antioxidantien »bekochen« kann.

MUSTERBEISPIEL GELENKNAHRUNG

FRÜHSTÜCK

ZUTATEN

zuckerfreies Müsli / ungeschwefelte Rosinen / fettarmer Joghurt und Milch (1,5 Prozent) / frische Erdbeeren / Weizenkeime / Honig nach Geschmack

Müsliflocken mit Milch und Joghurt anrühren und fünf Minuten quellen lassen. Zusammen mit den angegebenen Zutaten ein opulentes Müsli anrichten. Trinken Sie dazu grünen Tee mit Orangenblüten.

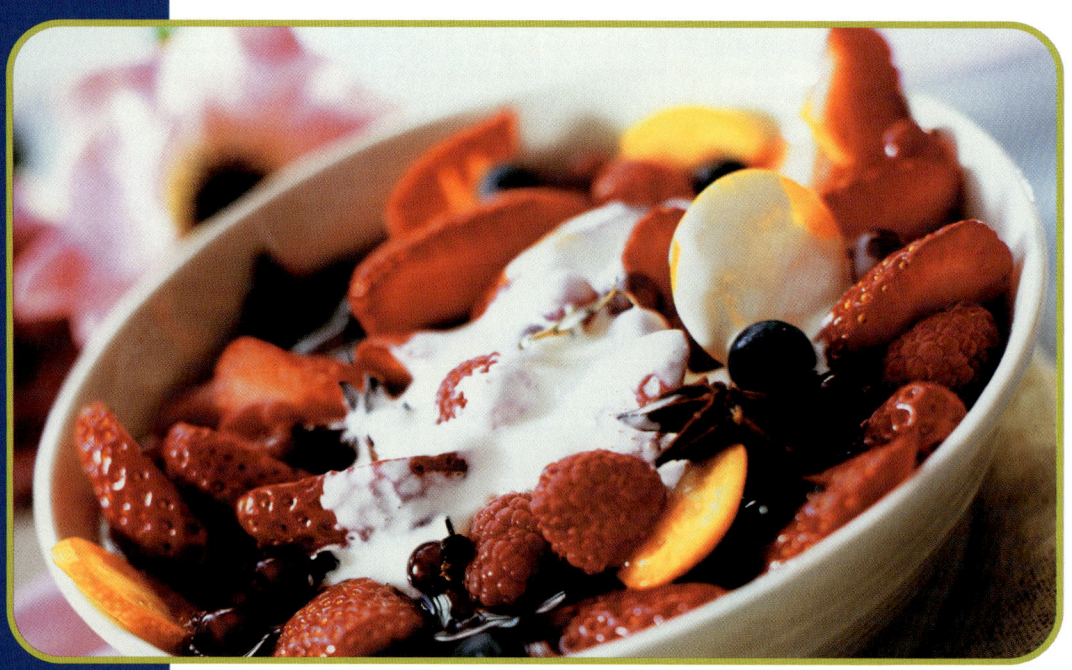

MITTAGESSEN

Rote-Bete-Frischkost mit Apfel-Meerrettich-Dressing und Seealgen

ZUTATEN ROTE-BETE-FRISCHKOST

100 g Rote Bete / 1 kleiner Apfel / 1 Möhre / Saft einer halben Limette
1 Esslöffel eingelegte Seealgen (Asienladen) / 1/2 Teelöffel Senfkörner
Meersalz & schwarzer Pfeffer

ZUTATEN DRESSING

2 Esslöffel Rapsöl / 2 Esslöffel Orangensaft / 1/2 Esslöffel geriebener Meerrettich
Kräutersalz / 1 Esslöffel Kürbiskerne

Rote Bete und Möhre putzen und raspeln. Den Apfel schälen, ebenfalls raspeln und sofort mit Limettensaft beträufeln. Alles in einer großen Schüssel vermengen. Seealgen abtropfen lassen, in feine Streifen schneiden und mit den Senfkörnern unter die Rohkost heben. Mit Salz und Pfeffer abschmecken.

Öl und restliche Zutaten miteinander verrühren und unter das Gemüse heben. Mit gerösteten Kürbiskernen bestreut servieren.

REGELN GESUNDER ERNÄHRUNG

REGEL 1 Ernähren Sie sich energie- und fettreduziert. Lassen Sie die Finger von Süßigkeiten!

REGEL 2 Essen Sie ballaststoff-, vitamin- und mineralstoffreich. Nehmen Sie täglich Vollkornprodukte (Brot, Müsli, Vollkornnudeln, -reis etc.), Kartoffeln, Salat, Obst und Gemüse zu sich. Naschen Sie statt Schokolade Rohkost mit fettarmen Dipps.

REGEL 3 Fleisch, Innereien und Wurst sollten Sie nur in Maßen essen – zwei Fleischmahlzeiten pro Woche sind voll und ganz ausreichend, und es geht auch ganz ohne.

REGEL 4 Viele kleine Mahlzeiten sind besser als eine große. Kauen Sie das Essen ausgiebig – das bringt Ihre Verdauung in Schwung.

REGEL 5 Trinken Sie mindestens zwei bis drei Liter Mineralwasser täglich.

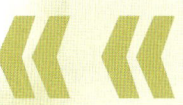

ABENDS
Polenta mit Tomatengemüse und Meerbarbe

ZUTATEN POLENTA:

200 ml Wasser / 1 Teelöffel Gemüsebrühe / 1 Teelöffel Butter

1 Teelöffel Olivenöl / 50 g schnell quellender Maisgrieß

1 Teelöffel frische Thymianblättchen / Meersalz

ZUTATEN TOMATENGEMÜSE:

1 kleine Zwiebel, gewürfelt / 1/2 Knoblauchzehe, gehackt /

200 g Tomaten, entkernt und gewürfelt / 1/2 gelbe Paprika, gewürfelt

1/2 Esslöffel Olivenöl / 100 ml Gemüsebrühe / 1/2 Zweig Rosmarin

1 Lorbeerblatt / 1 Prise Kreuzkümmel (Kumin) / Meersalz & schwarzer Pfeffer

5 schwarze Gewürzoliven, gehackt

150 g frisches Meerbarbenfilet

Alternativ: Gelenknahrung par excellence bieten neuseeländische Grünlippmuscheln. Einige leckere und gesunde Gerichte finden Sie auf den Seiten 93 ff.

Das Wasser mit Brühe, Butter und Olivenöl zum Kochen bringen. Hitze reduzieren. Den Maisgrieß unter ständigem Rühren nach und nach einrieseln und etwa zehn Minuten köcheln lassen. Danach auf ein flaches Backblech streichen und bei 200 °C im Ofen backen, bis die Oberfläche goldgelb ist (etwa 15 Minuten).

Für das Tomatengemüse die Zwiebel und den Knoblauch in Öl andünsten. Paprikawürfel einstreuen, kurz anbraten. Tomatenstücke hinzugeben, kurz mitschmoren. Brühe und Gewürze hinzugeben, umrühren und etwa zehn Minuten köcheln lassen. Oliven hinzugeben, Kreuzkümmel einrühren, salzen und pfeffern. Vor dem Servieren das Lorbeerblatt und den Rosmarinzweig entfernen.

Das Meerbarbenfilet in drei Streifen schneiden. Auf der Hautseite etwa zwei Minuten knusprig braten, wenden und nur noch eine Minute weiterbraten.

Sofort zu Gemüse und Polenta servieren

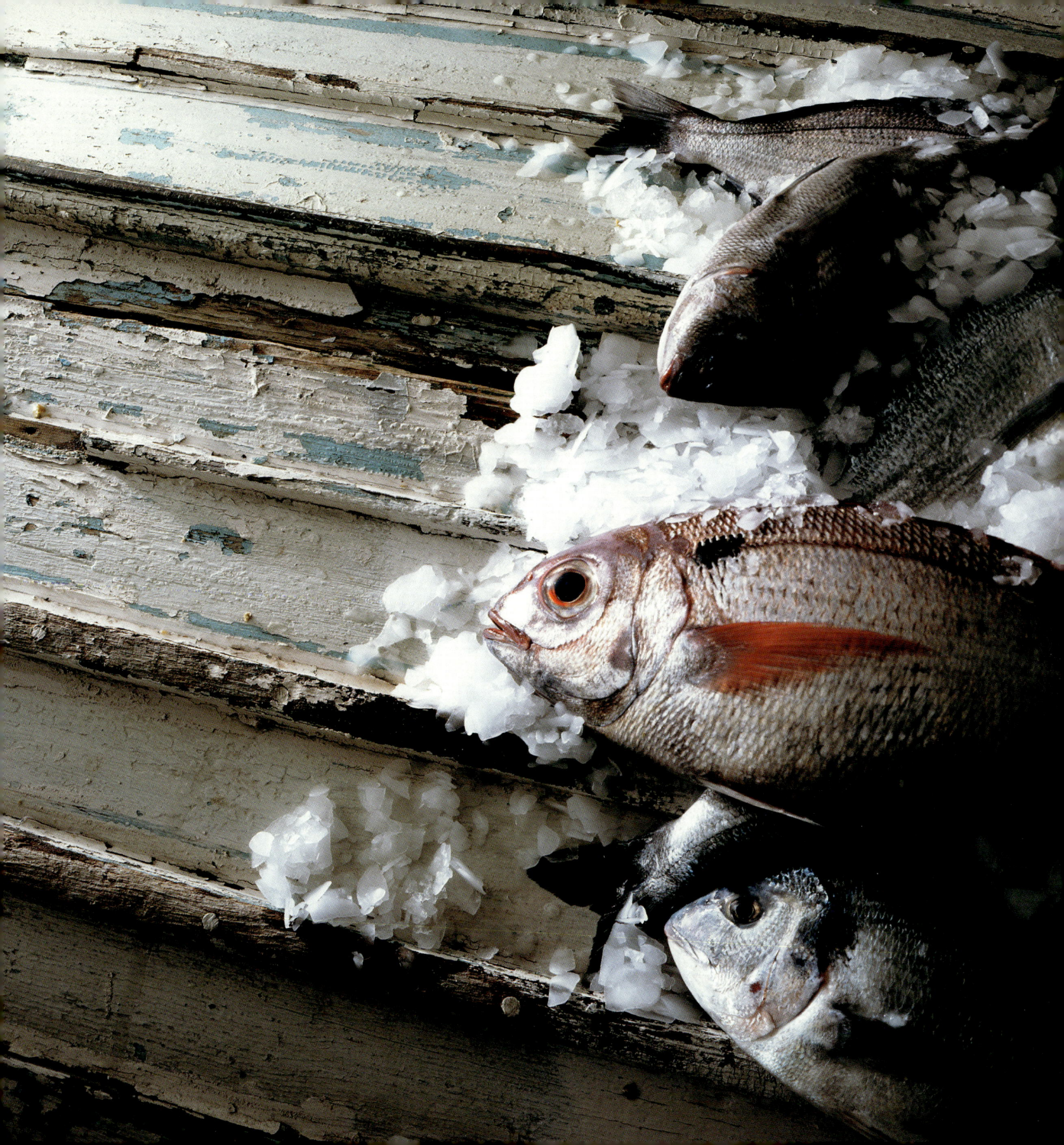

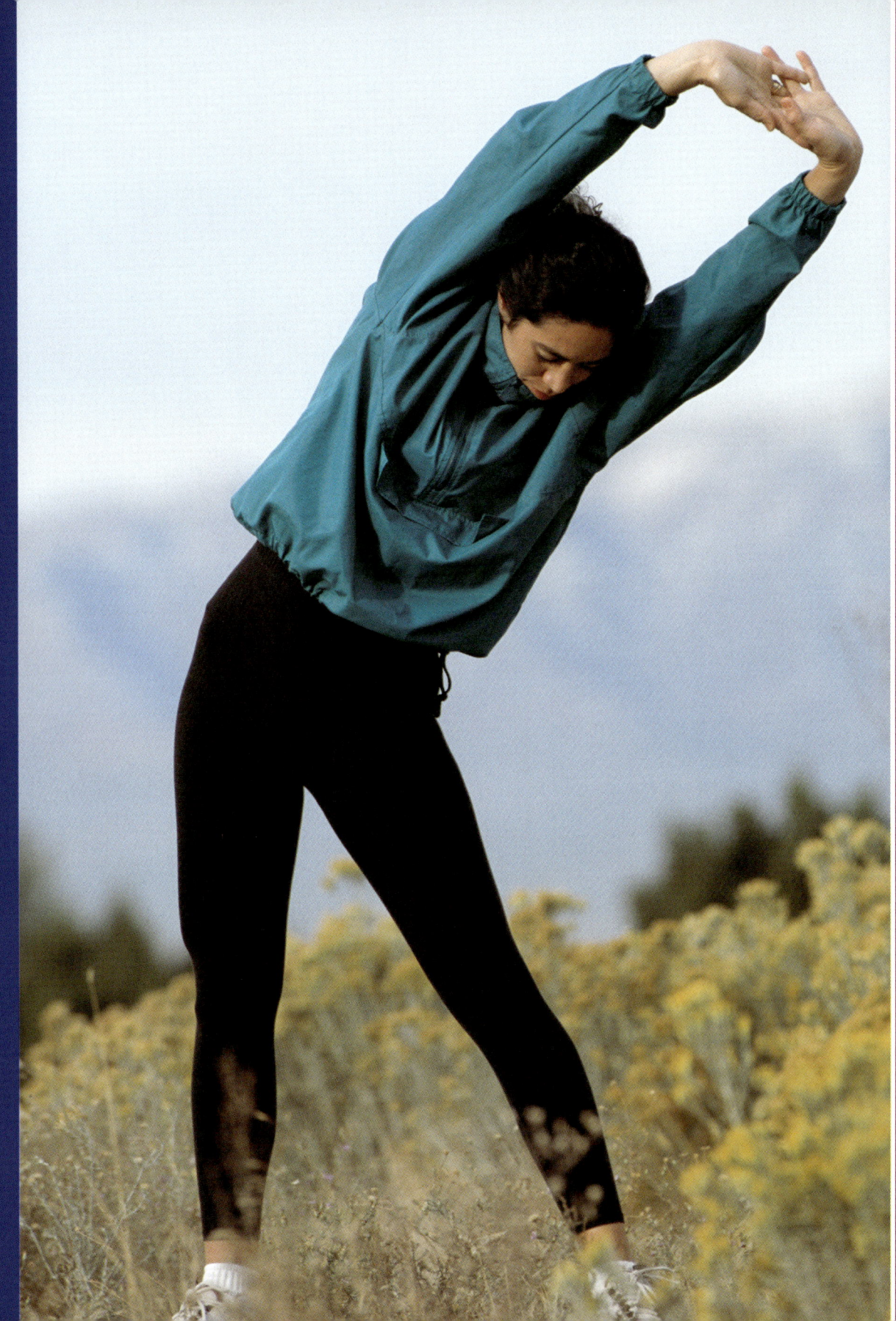

Zum guten Schluss

5

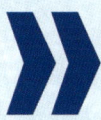 Sollten Sie über die Informationen in diesem Buch hinausgehende Fragen haben, finden Sie auf den folgenden Seiten zusätzlich Hilfen. Neben weiterführenden Literaturangaben enthält das Schlusskapitel Adressen wichtiger und nützlicher Institutionen sowie Internetadressen rund um das Thema Gelenke. Ein Register ermöglicht zudem die schnelle Suche nach Stichworten in diesem Ratgeber.

ZUM GUTEN SCHLUSS

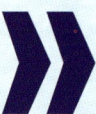 ## Literaturhinweise und Quellenangaben

ADAM, O.: Diät und Rat bei Rheuma und Osteoporose; Weil der Stadt 1994

ALLGAIER, D.: Kraft ohne Anstrengung – wie wir unsere Gelenke stärken und mühelos bewegen; München 1999

AXT, P.; AXT, M.: Vom Glück der Faulheit – Lebensenergie richtig einteilen; München 2001

BACHMANN, K.: Die Biologie des Sports – was Bewegung in Psyche und Körper bewirkt; Titelthema der Zeitschrift Geo, 8/2001

BELLEBAUM, A. (HRSG.): Glück und Zufriedenheit – ein Symposion; Opladen 1992

BERGASA, A.M.L.: Kampf der Arthrose; Steyr 1997

BERNER, H.G.: An vollen Töpfen verhungern; Medi-Verlagsgesellschaft für Wissenschaft und Medizin 1997

BURGERSTEIN, L.; ZIMMERMANN, M. U.A.: Burgersteins Handbuch Nährstoffe – Prävention und Therapie; Heidelberg 1997, S. 168/175

CARLISLE, E.M.: Silizium als essentielles Spurenelement; in: Vitaminspur 3,3, 1988

CARLISLE, E.M.: Silicon as an essential element; in: Federation Proceedings 33, 1974

CARLISLE, E.M.: Silicon: an essential element for the chick; in: Science 178, 1972

CAUGHEY, D.E.; GRIGOR, R.R.; GAUGHEY, E.B.; YOUNG, P.; GOW, P.J.; STEWART, A.W.: Perna canaliculus bei der Behandlung der rheumatoiden Arthritis; in: Journal of Rheumatoidal Inflammation 6, 1983, S. 197 – 200

CHARLISH, A.: Rheumatismus; München 1999

COTTA, H.: Der Mensch ist so jung wie seine Gelenke; München 2001

CROFT, J.: Heilkraft aus dem Meer; Weil der Stadt 1996

DA CAMARA, C.C.: Glucosamine sulfate; in: The Annals of Pharmacotherapy 32, 1998, S. 580 f

DEAL, L. C.; MOSKOWITZ, R. W.: Nutraceuticals as therapeutic agents in osteoarthritis – the role of glucosamine, chondroitin sulfate, and collagen hydrolysate; in: Rheumatic Disease Clinics of North America, Vol. 25, Nr. 2, Mai 1999, S. 379 – 394

DEUTSCHE GESELLSCHAFT FÜR ERNÄHRUNG: Referenzwerte für die Nährstoffzufuhr; Frankfurt a. M. 2000

EHMANN, H.: ACE Vitamine; Bielefeld 2001

EHMANN, H.: Kalzium und Kieselerde – die Lebensmineralien; Bielefeld 2000

FURMANEK, M.: Obst und Gemüse nur noch schöner Schein; Beilage der Zeitschrift Hörzu 2 / 1997

GÄRTNER, D.: Die Knochen-Fibel; München 1999

GIBSON, R. G.; GIBSON, S. L. M. U. A.: Perna canaliculus bei der Behandlung von Arthritis; in: Practitioner 224, 1980, S. 955 – 960

HEINE, H.: Lehrbuch der biologischen Medizin; Stuttgart 1997

HIGHTON, J. C.; MC ARTHUR, A. W.: Pilotstudie zur Wirkung der grünlippigen Muschel Neuseelands bei rheumatoider Arthritis; in: New Zealand Medical Journal, 1975, S. 81 f

JOPP, W.: Antioxidantien gegen freie Radikale – gesünder leben mit den Vitaminen A, C und Betacarotin; Wiesbaden 1997

KRIS-ETHERTON, P. M. ET AL.: Polyunsaturated fatty acids; in: American Journal of Clinical Nutrition 71, 2000, S. 179

MC CARTHY, M. F.: The neglect of glucosamine as a treatment; in: Medical Hypothesis 42, 1994, S. 323 f

MILLER, T. E.; DODD, J.; ORMROD, D. J.; GEDDES, R.: Entzündungshemmende Wirkung von Glykogen, extrahiert aus der Perna canaliculus Neuseelands; in: Agents Actions 38, Konferenz-Sonderdruck, 1993

MILLER, T. E.; ORMROD, D.: Die entzündungshemmende Wirkung von Perna canaliculus; in: New Zealand Medical Journal, 1980, S. 187 – 193

MÜLLER, S.-D.: Genussvoll essen bei Arthritis und Arthrose; Rombach 2001

NIESTROJ, I.; PFLUGBEIL, K. J.: Aufrecht durchs Leben – Therapie und Training für Wirbelsäule, Gelenke und Knochen; München 1998

N. N.: Gonarthrose – aktuelle Aspekte der Therapie mit Glukosaminsulfat; in: Fortschritte der Medizin, 115. Jahrgang, 1998, Supplement 183, S. 1 – 12

N. N.: Orales Glukosamin bremst die Gonarthrose; in: Ärzte-Zeitung, 15. 2. 2001

REGLIN, F.: Bausteine des Lebens – Aminosäuren als Nährstoffe und Heilmittel; Köln 1999

REUSS, F.; WODICK, R. E.: Sporternährung und Nahrungsergänzungen; in: Pharmazeutische Zeitung Prisma 2 1995, 110

REUSS, F.: Angaben zum Mineralstoff- und Spurenelementgehalt der Grünlippmuschel; unveröffentlicht, 2001

SCHMIDT, H.-G., DR. MED: So hilft die Natur bei Arthrosen – ein 7-Punkte-Programm zur Vorbeugung und Behandlung; Weil der Stadt 1984 / 1999

THEODOSAKIS, J. ET AL.: Die Arthrose-Kur; München 2000

ULLRICH, MANFRED A.: Neue Schmerztherapien bei Rheuma, Gelenk- und Rückenschmerzen; Wiesbaden 1999

VIDAL, R. R. ET AL.: Glucosamin – seine Bedeutung für den Knorpelstoffwechsel der Gelenke; in: Fortschritte der Medizin, 1980, S. 557 – 562

WERKHOF, P.: DHA-Getränke – ein Beitrag zur gesundheitsbewussten Ernährung; in: Flüssiges Obst 1998, S. 118 ff

WIENECKE, E.: Fit statt fertig; Bielefeld 2000

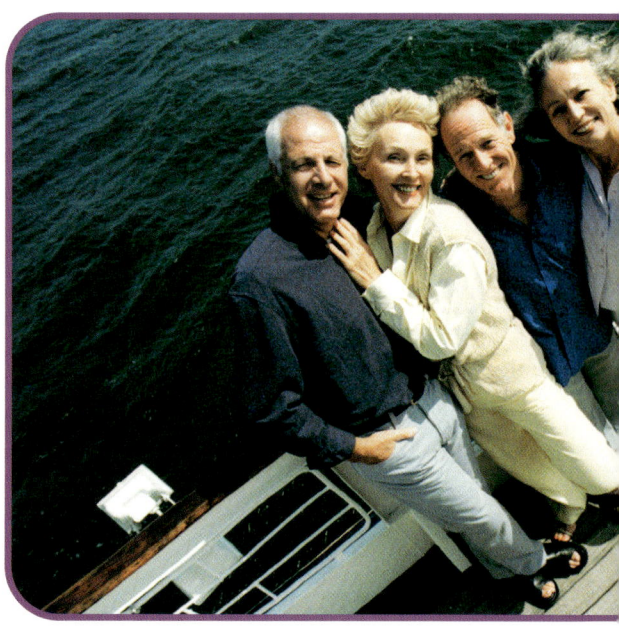

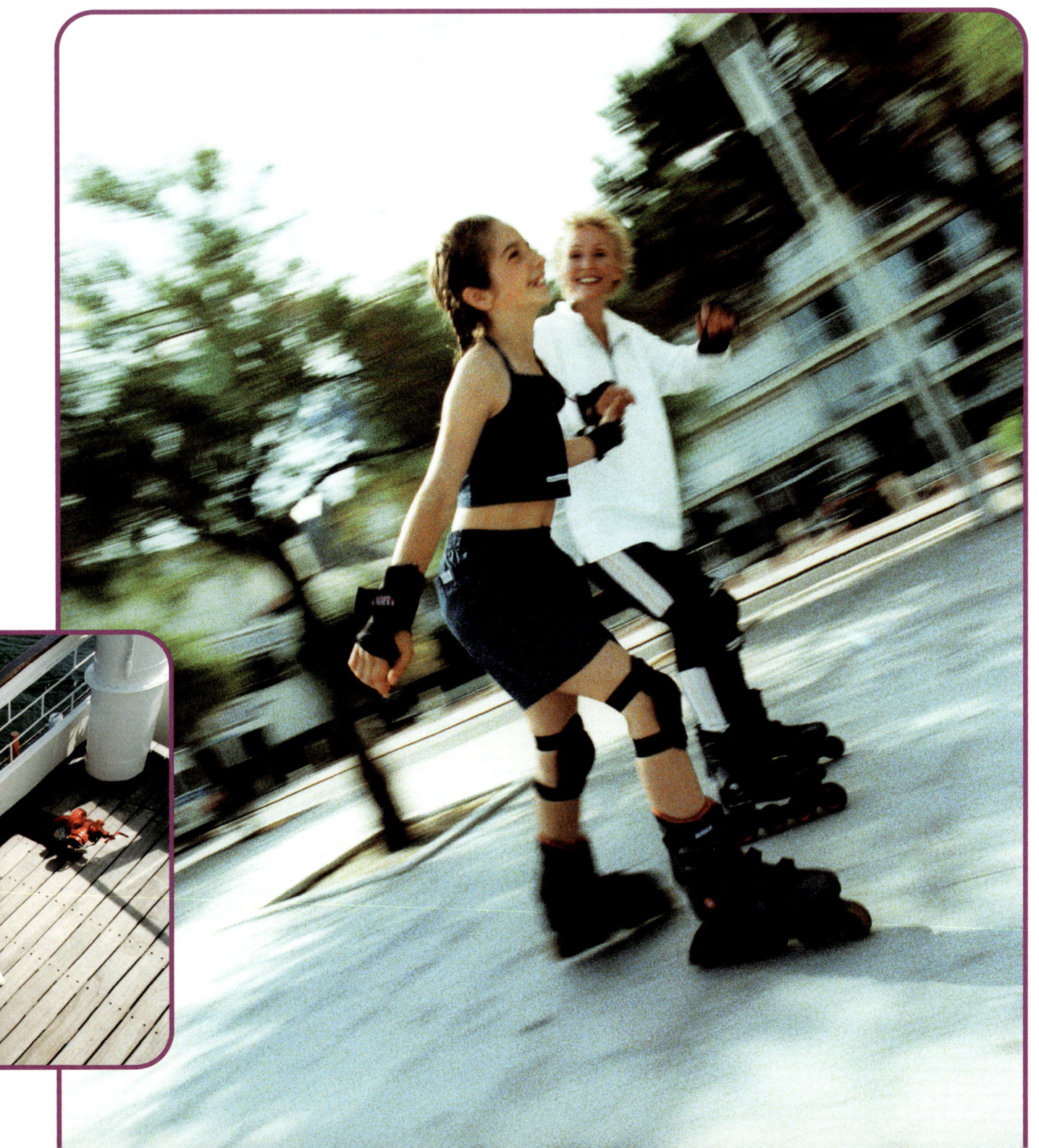

Rat und Hilfe für Menschen mit Gelenkproblemen

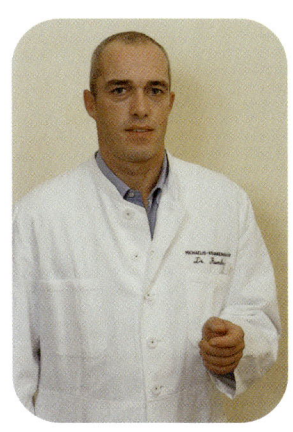

DEUTSCHE ARTHROSEHILFE E.V.

Postfach 11 05 51; D-60040 Frankfurt / Main
Tel.: +49 (0)6831 / 94 66-77; Fax: +49 (0)6831 / 94 66-78
E-Mail: service@arthrose.de;
Internet: www.arthrose.de

DEUTSCHE RHEUMALIGA BUNDESVERBAND E.V.

Maximilianstraße 14; D-53111 Bonn
Tel.: +49 (0)228 / 76 60-60; Fax: +49 (0)228 / 76 60-20
E-Mail: bv@rheuma-liga.de;
Internet: www.rheumaweb.org

ÖSTERREICHISCHE RHEUMALIGA

Postfach 1; A-1023 Wien
Tel.: +43 (0)1 / 203 62 02
Internet: www.rheumaliga.at

SCHWEIZERISCHE RHEUMALIGA

Renggerstraße 71; CH-8038 Zürich
Tel.: +41 (0)1 / 482-56 00; Fax: +41 (0)1 / 482-64 39
Internet: www.rheumaliga.ch

ALLGEMEINE VITAMININFORMATION

Arbeitskreis Ernährungs- und Vitamin-Information e. V. (evi)
Schweizer Straße 9; D-60594 Frankfurt am Main
Tel.: +49 (0)69 / 62 90 06

Weitere Informationen im Internet

WWW.EULAR.ORG

Homepage der »European League Against Rheumatism«;
unter der Rubrik »Who Is Who« finden sich Adressen zahlreicher
Rheuma-Organisationen in ganz Europa

WWW.INFOLINE.AT/RHEUMA/INDEX.HTM

Abdrucke der österreichischen Fachzeitschrift »Ärzte-Woche«;
behandelt werden Themen von der Früherkennung einer Arthrose
bis zum molekularen Aufbau der Knorpelmatrix, auch für den
Laien verständlich.

WWW.NETDOKTOR.DE

Dies ist die wohl umfangreichste Seite ihrer Art. Unter dem
Schlagwort Gelenke findet man neben Aufklärung über die
einzelnen Krankheitsbilder zahlreiche Tipps und Hinweise zu
individuellen Gelenkproblemen.

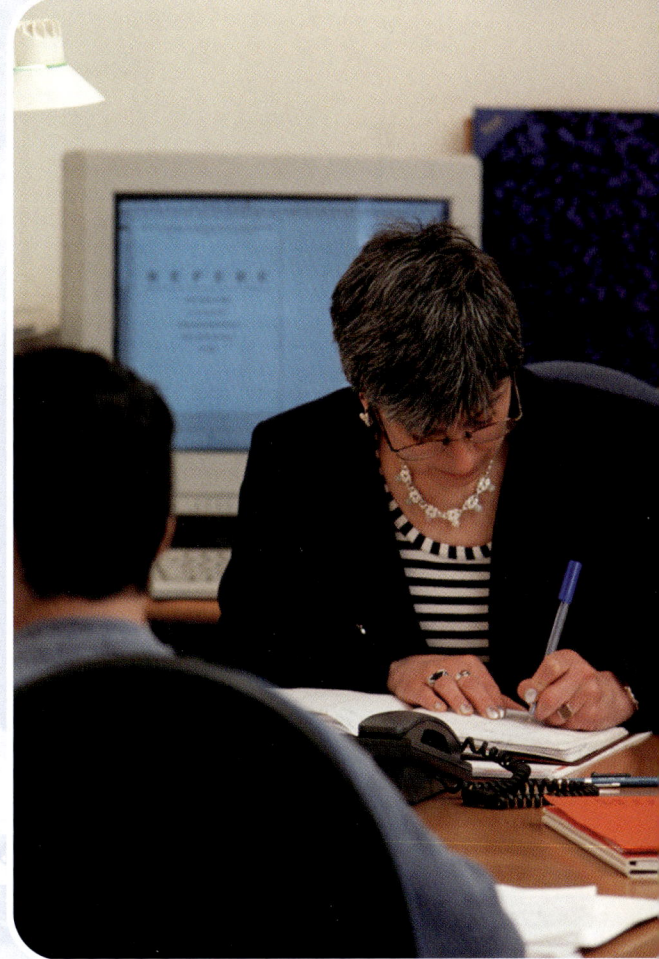

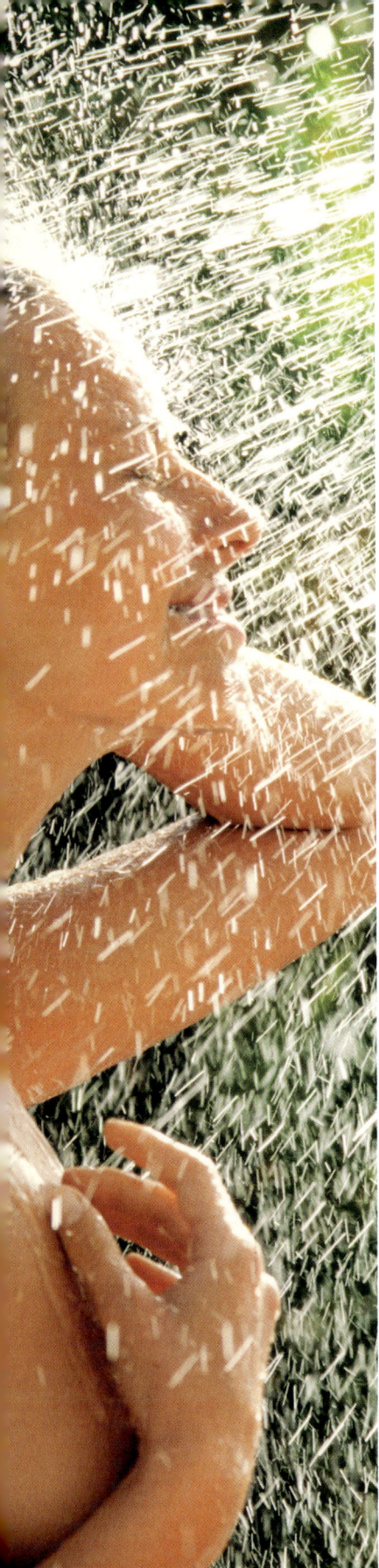

Abbildungsverzeichnis

Stichwortregister

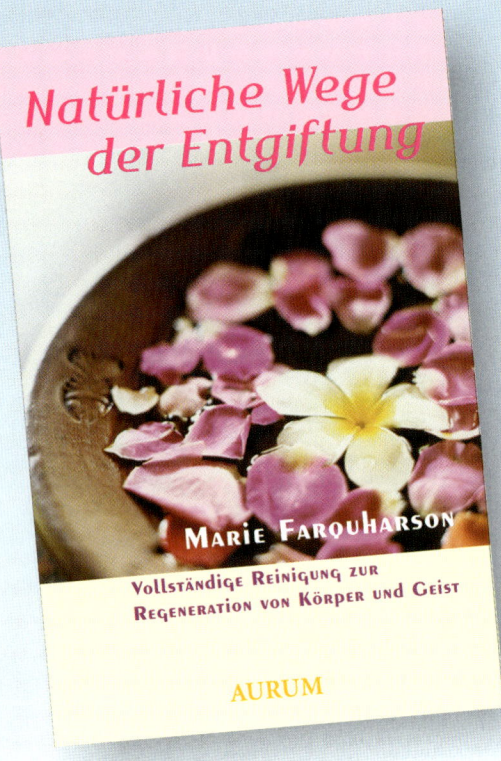

Marie Farquharson

**Natürliche Wege
der Entgiftung**
Vollständige Reinigung zur
Regeneration von Körper
und Geist

224 Seiten, Broschur,
ISBN 3-89901-011-6

Wie fühlten Sie sich, als Sie heute morgen aufwachten? Waren Sie erfrischt, bei Kräften und bereit, den neuen Tag in Angriff zu nehmen oder rollten Sie mit müden Augen aus dem Bett und sehnten sich nach mehr Schlaf?

Erschöpfungszustände sind oft Anzeichen dafür, dass Ihr Immunsystem überlastet ist. Schadstoffe aus der Umwelt, Giftstoffe in Nahrungsmitteln, Stress, Bewegungsmangel, mangelhafte Ernährung – all dies sind weitaus mehr Beeinträchtigungen als Ihr Körper abweisen kann und die auf Dauer zu erheblichen gesundheitlichen Einschränkungen führen können.

Das Ziel einer ganzheitlichen Gesundheit ist nur über die Balance von Körper und Geist zu erreichen, weshalb dieses Buch ein vollständiges Programm von einfach durchzuführenden reinigenden Diäten zur körperlichen Entgiftung ebenso enthält, wie Entspannungstechniken und Übungen, die Ihren Geist regenerieren.

Natürliche Wege der Entgiftung gestatten Ihrem Körper, seine eigenen natürlichen Heilungsmechanismen durchzuführen. Ihr Körper wird in die Lage versetzt, sein Gleichgewicht wieder zu finden, der täglichen Belastung gestärkt zu begegnen. Sie fühlen sich vitaler, motivierter und mit sich selbst im Einklang.

Grundsätze aus unterschiedlichen Traditionen wie Yoga, Ayurveda und Feng Shui werden ganzheitlich verbunden zu einem Programm, das – für jedermann durchführbar – Gesundheit und Wohlbefinden spürbar steigert.

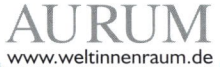
AURUM
www.weltinnenraum.de

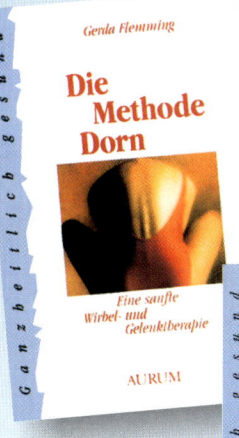
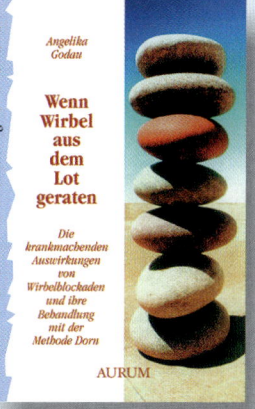
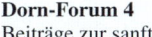
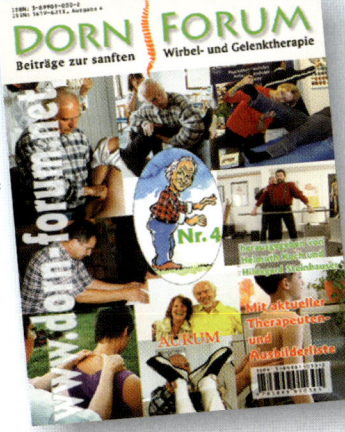